补土宗师

李东垣

国医传世名方

刘从明　主编

华龄出版社
HUALING PRESS

责任编辑：郑建军

责任印制：李未圻

图书在版编目（CIP）数据

补土宗师李东垣 / 刘从明主编 . -- 北京 ： 华龄出

版社 ， 2019.12

　　ISBN 978-7-5169-1591-2

　　Ⅰ． ①补… Ⅱ． ①刘… Ⅲ． ①经方－研究 Ⅳ.

① R289.346.4

　　中国版本图书馆 CIP 数据核字（2019）第 299093 号

书　　　名：补土宗师李东垣

作　　　者：刘从明

出 版 人：胡福君

出版发行：华龄出版社

地　　　址：北京市东城区安定门外大街甲 57 号　　邮　　编：100011

电　　　话：010-58122246　　　　　　　传　　真：010-84049572

网　　　址：http://www.hualingpress.com

印　　　刷：北京彩虹伟业印刷有限公司

版　　　次：2020 年 5 月第 1 版　　　2020 年 5 月第 1 次印刷

开　　　本：710×1000　　1/16　　　　　　印　　张：13

字　　　数：200 千字

定　　　价：68.00 元

李东垣（1180～1251）金代医学大家。名杲，字明之，号东垣老人，真定（今河北正定）人，是中医"脾胃学说"的创始人，也是中国医学史上"金元四大家"之一，他十分强调脾胃在人身的重要作用，因为在五行当中，脾胃属于中央土，因此他的学说也被称作"补土派"。

李东垣出身富豪之家，自幼沉稳安静，极少言笑，十分喜爱读书。在他20多岁时，他的母亲患病，尽管请了许多医生诊治，但还是病死了。这件事对他的触动极大，从此便立志学医。他听说易州的张元素名声很大，便携重金前去拜师学医。由于他有读书基础，加上学习勤奋，几年以后，就已经学得很好了。

李东垣生活在兵荒马乱的年代，有瘟疫流行，许多人患了"大头天行"的病，头大得像西瓜一样，非常痛苦，他潜心钻研《黄帝内经》《伤寒论》等书，终于研究出了治疗此病的方子，他将这张方子刻在木碑上，插在人来人往的热闹地方，病者抄了回去，几乎没有治不好的。有人还将这张方子刻在石碑上，以便流传更广，当时人们都以为是神仙留下的神方，李东垣也就有了"神医"之名。

李东垣精通医术，但并不行医。而每次为人治病，疗效甚佳，常给亲朋看病开方，对于治疗十分有心得，尤其对中焦脾土在治疗中的意义有独到的见解。而且他的老师、易水学派的张元素就很重视脾胃。因此，李东垣的学说就充分地继承了这一点。李东垣是富家子弟，平时交往的多是一些上层社会的有钱有势的人，他们养尊处优，膏粱厚味，易伤脾胃，所患疾病多属此类。另外，当时适值元兵南下，战乱频繁，百姓在饥饿、惊慌、忧愁中生活，大多起居饮食没有规律，也很易伤脾胃。因此，他认为只读古方是不够的，必须面对新的社会现实，分析病人的特点来研究方药，这些也是他建立脾胃学说的社会条件。

李东垣脾胃论的核心是"脾胃内伤，百病由生。"这与《黄帝内经》中讲到的"有胃气则生，无胃气则死"的论点有异曲同工之妙，都十分强调胃气的作用。同时，他还将内科疾病系统地分为外感和内伤两大类，这对临床上的诊断和治疗有很强的指导意义。对于内伤疾病，他认为以脾胃内伤最为常见，其原因有三：一为饮食不节；二为劳逸过度；三为精神刺激。另外，脾胃属土居中，与其他四脏关系密切，不论哪脏受邪或劳损内伤，都会伤及脾胃。同时，各脏器的疾病也都可以通过脾胃来调和濡养、协调解决。但他绝对不主张使用温热峻补的药物，而是提倡按四时的规律，对实性的病邪采取汗、吐、下的不同治法。他还十分重视运用辨证论治的原则，强调虚者补之，实者泻之，不可犯虚虚实实的错误，这样就使得他的理论更加完善。

李东垣的独特理论反映了时代的特点，也体现了他对于《黄帝内经》等著作细致研读的成果。其所著有《脾胃论》《内外伤辨惑论》《兰室秘藏》等，流传较广。其中《脾胃论》对后世医家关于脾胃病及以脾胃为主的治疗方法有着重要的影响，起到了指导作用。

本书选编了《脾胃论》《内外伤辨惑论》《兰室秘藏》等中的经典名方，每首方剂力争从方歌、方源、组成、用法用　量、主治、功用、方义、方解、运用、历代医家方论等方面论述。书中收罗广博，详解略说，层次分明，图文并茂，深入浅出，使读者更好地熟悉、掌握《脾胃论》《内外伤辨惑论》《兰室秘藏》中组方原理和临床运用规律，以供大家学习和参考。

本书适合中医爱好者和中医临床医生阅读参考。需要指出的是，本书出现的犀角、穿山甲、羚羊角、龙骨等现在已不再使用或用其他替代品。

编　者

目录

补中益气汤

【方歌】

> 补中益气芪参术，炙草升柴归陈助。
> 清阳下陷能升举，气虚发热甘温除。

【方源】 《内外伤辨惑论》卷中："气高而喘，身热而烦，其脉洪大而头痛，或渴不止，其皮肤不任风寒而生寒热。"

【组成】 黄芪、人参（党参）、炙甘草各 15 克，白术、当归各 10 克，陈皮、升麻各 6 克，柴胡 12 克，生姜 9 片，大枣 6 枚。

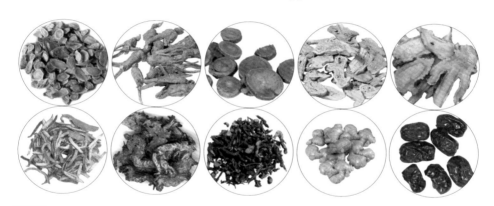

【用法】 水煎服；或制成丸剂，每次服 9 ～ 15 克，每日 2 ～ 3 次，温开水或姜汤送下。

【功用】 补中益气，升阳举陷。

【主治】

1. 脾胃气虚证。饮食减少，体倦肢软，少气懒言，面色苍白，大便稀溏，脉大而虚软。

2. 气虚下陷证。脱肛，子宫脱垂，久泻，久痢，崩漏等气短乏力，舌淡，脉虚。

3. 气虚发热证。身热，自汗，渴喜热饮，少气懒言，舌淡，脉虚大无力。

【方义方解】 脾胃气虚，气虚发热及气虚下陷均为本方的主证。头痛恶寒，气喘为本方次要症状。方中重用黄芪，味甘微温，入脾、肺经，补中益气，升阳固表，为君药。配伍人参、炙甘草、白术补气健脾为臣，与黄芪合用，以增强其补益中气之功。血为气之母，气虚时久，营血亦亏，因此用当归养血和营，协人参、黄芪以补气养血；陈皮理气和胃，使诸药补而不滞，共为佐药。并以少量升麻、柴胡升阳举陷，协助君药以升提下陷之中气，《本草纲目》谓："升麻引阳明清气上升，柴胡引少阳清气上行，此乃禀赋虚弱，元气虚馁，及劳役饥饱，生冷内伤，脾胃引经最要药也"，共为佐使。

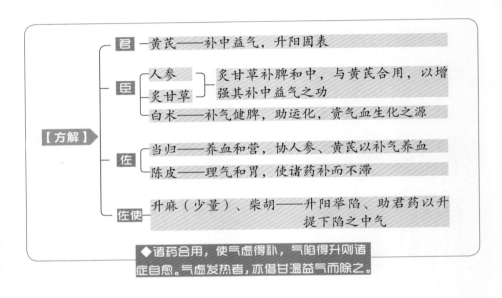

【方解】

君 — 黄芪——补中益气，升阳固表

臣
人参
炙甘草 — 炙甘草补脾和中，与黄芪合用，以增强其补中益气之功
白术——补气健脾，助运化，资气血生化之源

佐
当归——养血和营，协人参、黄芪以补气养血
陈皮——理气和胃，使诸药补而不滞

佐使 升麻（少量）、柴胡——升阳举陷、助君药以升提下陷之中气

◆诸药合用，使气虚得补，气陷得升则诸症自愈。气虚发热者，亦借甘温益气而除之。

【运用】

1. **辨证要点** 本方为补气升阳、甘温除热的代表方。以面色苍白、少气懒言、发热、自汗、舌淡苔白、脉象虚软为辨证要点。

2. **加减变化** 咳嗽者，加麦冬、五味子以敛肺止咳；头痛者，加川芎、蔓荆子；头顶痛者，加细辛、藁本以疏风止痛；兼腹中痛者，加白芍以柔肝止痛；兼气滞者，加枳壳、木香以理气解郁。本方亦可用于虚人感冒，加紫苏叶少许以增辛散的功效。

3. **现代运用** 中气不足，气虚下陷导致的内脏下垂、久泻久痢、脱肛、重症肌无力、乳糜尿、慢性肝炎等均可用本方治之。

4. 使用注意　阴虚发热，内热炽盛者忌用。

【方论精粹】

1. 罗美《古今名医方论》："凡脾胃一虚，肺气先绝，故用黄芪护皮毛而闭腠理，不令自汗；元气不足，懒言气喘，人参以补之；炙甘草之甘以泻心火而除烦，补脾胃而生气。此三味，除烦热之圣药也。佐白术以健脾；当归以和血；气乱于胸，清浊相干，用陈皮以理之，且以散诸甘药之滞；胃中清气下沉，用升麻、柴胡气之轻而味之薄者，引胃气以上腾，复其本位，便能升浮以行生长之令矣。补中之剂，得发表之品而中自安；益气之剂，赖清气之品而气益倍，此用药有相须之妙也。"

2. 王子接《绛雪园古方选注》："气者，专言后天之气，出于胃，即所谓清气、卫气、谷气、营气、运气、生气、阳气、春升之气、后天三焦之气也。分而言之则异，其实一也。东垣以后天立论，从《内经》劳者温之，损者益之。故以辛甘温之剂，温足太阴、厥阴，升足少阳、阳明。黄芪、当归和营气以畅阳，佐柴胡引少阳清气从左出阴之阳，人参、白术实卫气以填中，佐升麻引春升之气从下而上达阳明，陈皮运卫气，甘草和营气。原其方不特重参、芪、归、术温补肝脾，义在升麻、柴胡升举清阳之气，转运中州，故不仅名补中，而复申之曰益气。"

黄　芪
药材档案

别名：绵芪、绵黄芪、黄耆、箭芪。

药材特征：本品呈圆柱形。有的有分枝，上端较粗，长 30 ~ 90 厘米，直径 1 ~ 3.5 厘米。表面淡棕黄色或淡棕褐色，有不整齐的纵皱纹或纵沟。质硬而韧，不易折断，断面纤维性强，并显粉性，皮部黄白色，木部淡黄色，有放射状纹理及裂隙，老根中心偶呈枯朽状，黑褐色或呈空洞。气微，味微甜，嚼之微有豆腥味。

性味归经：甘，微温。归肺、脾经。

功效主治：补气升阳，固表止汗，利水消肿，生津养血，行滞通痹，托毒排脓，敛疮生肌。适用于气虚乏力，食少便溏，中气下陷，久泻脱肛，便血崩漏，表虚自汗，气虚水肿，内热消渴，血虚萎黄，半身不遂，痹痛麻木，痈疽难溃，久溃不敛。

升阳益胃汤

【方歌】

> 升阳益胃参术芪，黄连半夏草陈皮。
> 苓泻防风羌独活，柴胡白芍姜枣随。

【方源】 《内外伤辨惑论》卷中："脾胃虚则怠惰嗜卧，四肢不收，时值秋燥令行，湿热少退，体重节痛，口干舌干，饮食无味，大便不调，小便频数，不欲食，食不消；兼见肺病，洒淅恶寒，惨惨不乐，面色恶而不和，乃阳气不伸故也。当升阳益气，名之曰升阳益胃汤。"

【组成】 黄芪30克，半夏（汤洗）、人参（去芦）、炙甘草各15克，独活、防风、白芍药、羌活各9克，陈皮6克，茯苓、柴胡、泽泻、白术各5克，黄连1.5克。

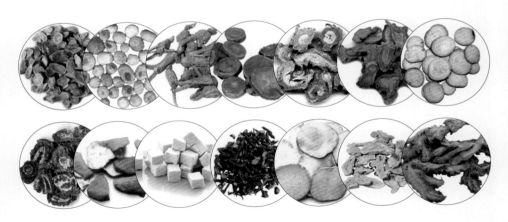

【用法】 每服9～15克，加生姜5片，大枣2枚，用水450毫升，煎至150毫升，去滓，早饭后温服。

【功用】 健脾益气，升阳祛湿。

【主治】 脾胃气虚，兼感湿邪。症见怠惰嗜卧，饮食无味，身体酸重，肢节疼痛，口苦舌干，大便不调，小便频数，或见恶寒，舌淡苔白腻，脉缓无力。

【方义方解】 脾胃虚弱的人，大多消化不良，饮食物中的成分也就不能完全被吸收，所以用六君子（人参，白术，茯苓，甘草，半夏，陈皮）助阳气、强脾胃，消除因消化不良而产生的痰湿，同时还重用黄芪补肺气以固卫阳，与和脾胃、调营血的白芍配合，使阴阳气血都得到补益，营卫也得到调和。

脾胃虚弱的因脾胃气弱容易停湿，因阴阳气血不足而抵抗力较差，容易被外邪侵入，所以又用柴胡、防风、羌活、独活等升阳散风与利湿的泽泻配合治疗，同时还加入了小量黄连清热泻火，并且能防止升散太过，所以本方是一首发中有收、补中有散、扶正祛邪的良方。

君	黄芪	益气固表	
臣	人参、白术、炙甘草	助君药益气健脾，燥湿和胃	
佐	柴胡、防风、羌活、独活	散风祛湿	◆本方以补为主，补中有散，发中有收，实为扶正祛邪之良方
	陈皮、半夏	理气和胃，化痰降逆	
	泽泻、茯苓	淡渗利尿，使湿有去路	
	白芍	助黄芪调和营卫，补益气血	
使	黄连	清热泻火，并可防止风药过燥，化热伤阴	

【运用】

1. **辨证要点** 本方为益气升阳，清热除湿的代表方，临床以面色㿠白，神情倦怠，脘腹胀满，肢体困重，口干舌干为辨证要点。

2. **加减变化** 临床如见气虚甚，可去黄连，并加重黄芪、人参、白术剂量；脾阳不振，加干姜、肉豆蔻；阴火过甚，重用黄连，并加黄芩、栀子。

3. **现代运用** 常用于治疗慢性结肠炎、萎缩性胃炎、慢性胆囊炎、慢性盆腔炎及原因不明的低热、慢性牙周炎、荨麻疹等辨证属脾胃虚弱，湿热内蕴之证者。

4. **注意事项** 服药期间，饮食不宜过量，并配合适当的运动，正如原书所云："若喜食，一二日不可饱食，恐胃再伤，以药力尚少，胃气不得转运升发也，须薄滋味之食，或美食助其药力，益升浮之气而滋其胃气也，慎不可淡食，以损药力而助邪气之降沉也。可以小役形体，使胃与药得转运升发；慎勿大劳役，使气复伤，若脾胃得安静尤佳。若胃气稍强，少食果以助谷药之力。"

【方论精粹】

1. 吴昆《医方考》："湿淫于内，体重节痛，口干无味，大便不调，小便频数，饮食不消，洒淅恶寒，面色不乐者，此方主之。湿淫于内者，脾土虚弱不能制湿，而湿内生也。湿流百节，故令体重节痛；脾胃虚衰，不能运化精微，故令口干无味；中气既弱，则传化失宜，故令大便不调，小便频数，而饮食不消也；洒淅恶寒者，湿邪胜也，湿为阴邪，故令恶寒；面色不乐者，阳气不伸也。是方也，半夏、白术能燥湿；茯苓、泽泻能渗湿；羌活、独活、防风、柴胡能升举清阳之气，而搜百节之湿；黄连苦而燥，可用之以疗湿热；陈皮辛而温，可用之以平胃气；乃人参、黄芪、甘草，用之以益胃；而白芍药之酸收，用之以和荣气，而协羌、防、柴、独辛散之性耳。仲景于桂枝汤中用芍药，亦是和荣之意。古人用辛散，必用酸收，所以防其峻厉，犹兵家之节制也。"

2. 喻昌《医门法律》："升阳益胃者，因其人阳气逼郁于胃土之中，胃虚不能升举其阳，本《内经》火郁发之之法，益其胃以发其火也。升阳方中，半用人参、黄芪、白术、甘草益胃，半用独活、羌活、防风、柴胡升阳，复以火本宜降，虽从其性而升之，不得不用泽泻、黄连之降，以分杀其势。制方之义若此。"

3. 汪昂《医方集解》："此足太阴、阳明药也。六君子助阳益胃，补脾胃之上药也。加黄芪以补肺而固卫，芍药以敛阴而调荣，羌活、独活、防风、柴胡以除湿痛而升清阳，茯苓、泽泻以泻湿热而降浊阴，少佐黄连以退阴火。补中有散，发中有收，使气足阳升，则正旺而邪服矣。"

4. 王子接《绛雪园古方选注》："升阳益胃汤，东垣治所生受病肺经之方也。盖脾胃虚衰，肺先受病，金令不能清肃下行，则湿热易攘，阳气不得伸，而为诸病。当以羌活、柴胡、防风升举三阳经气，独活、黄连、白芍泻去三阴郁热，佐以六君调和脾胃。其分两独重于人参、黄芪、半夏、炙草者，轻于健脾而重于益胃，其升阳之药，铢数少则易升，仍宜久煎以厚其气，用于早饭、午饭之间，藉谷气以助药力，才是升胃中之阳耳。至于茯苓、泽泻，方后注云：小便利不淋勿用，是渗泄主降，非升阳法也。"

· 升陷汤与升阳益胃汤鉴别 ·

升陷汤、升阳益胃汤和补中益汤组方立意相同，均重用黄芪，功专益气升阳，主治气虚下陷证，但同中有异，其中升陷汤配伍升麻、柴胡以升提举陷；并配知母之凉润，以制黄芪之温性；桔梗载药上行，用为向导，主治胸中大气下陷之证。对气分虚极者，酌加人参以加强益气之力，或更加山萸肉以收敛气分之耗散。升阳益胃汤配伍人参、白术、甘草补气养胃；柴胡、防风、羌活、独活升举清阳，祛风除湿；半夏、陈皮、茯苓、泽泻、黄连除湿清热；白芍药养血和营。适用于脾肺气虚，湿郁生热之证。

人 参

药材档案

别名：黄参、地精、神草。

药材特征：主根呈纺锤形或圆柱形，长3～15厘米，直径1～2厘米。表面灰黄色，上部或全体有疏浅断续的粗横纹及明显的纵皱，下部有支根2～3条，并着生多数细长的须根，须根上常有不明显的细小疣状突出。根茎（芦头）长1～4厘米，直径0.3～1.5厘米，多拘挛而弯曲，具不定根和稀疏的凹窝状茎痕。质较硬，断面淡黄白色，显粉性，形成层环纹棕黄色，皮部有黄棕色的点状树脂道及放射状裂隙。香气特异，味微苦、甘。或主根多与根茎近等长或较短，呈圆柱形、菱角形或入字形，长1～6厘米。表面灰黄色，具纵皱纹，上部或中下部有环纹。支根多为2～3条，须根少而细长，清晰不乱，有较明显的疣状突起。根茎细长，少数粗短，中上部具稀疏或密集而深陷的茎痕。不定根较细，多下垂。

性味归经：甘、微苦，微温。归脾、肺、心、肾经。

功效主治：大补元气，复脉固脱，补脾益肺，生津养血，安神益智。适用于体虚欲脱，肢冷脉微，脾虚食少，肺虚喘咳，津伤口渴，内热消渴，气血虚亏，久病虚羸，惊悸失眠，阳痿宫冷。

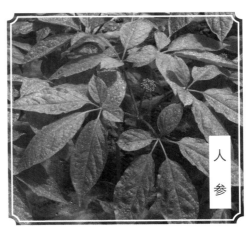

人
参

生脉散

【方歌】

> 生脉麦味与人参，保肺清心治暑淫；
> 气少汗多兼口渴，病危脉绝急煎斟。

【方源】　《内外伤辨惑论·卷之中暑伤胃气论》："圣人立法，夏月宜补者，补天真元气，非补热火也，夏食寒者是也。故以人参之甘补气，麦冬苦寒泻热，补水之源，五味子之酸，清肃燥金，名曰生脉散。孙真人云：五月常服五味子，以补五脏之气，亦此意也。"

【组成】　人参 10 克，麦冬 15 克，五味子 6 克。

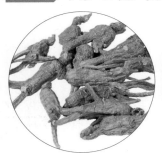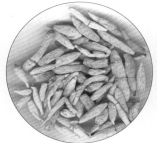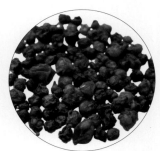

【用法】　以水 1000 毫升，煮沸后调文火再煎煮 40 分钟，取汤液 300 毫升，分 2～3 次温服。

【功用】　益气生津，敛阴止汗。

【主治】

1. 温热、暑热，耗气伤阴证。汗多神疲，体倦乏力，气短懒言，咽干口渴，舌干红少苔，脉虚数。

2. 久咳肺虚，气阴两虚证。干咳少痰，短气自汗，口干舌燥，脉虚细。

【方义方解】　本方治证为温热、暑热之邪，耗气伤阴，或久咳肺虚，气阴两伤而致。因暑为阳邪，热蒸汗多，最易耗气伤津，导致气阴两伤，则汗多、神疲，体倦，气短，咽干，脉虚。咳嗽时久伤肺，气阴不足者，亦可见上述征象。治宜益气养阴生津之法。方中人参甘温，益气生津以补肺，肺气旺则四脏之气皆旺，为君药。麦冬甘寒，养阴清热，润肺生津，为臣药。人参、麦冬合用，则益气养阴之功益彰。五味子酸温，敛肺止汗，生津止渴，为佐药。

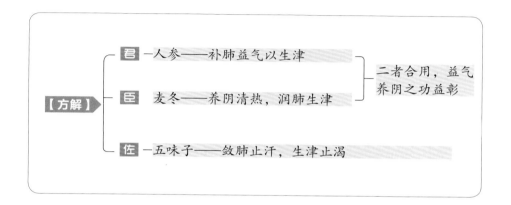

　　◆三药合用，一补一清一敛，共奏益气养阴，生津止渴，敛阴止渴之效。使气复津生，汗止阴存，脉得气充，则可复生，则名"生脉"。至于久咳肺虚、气阴两伤证，取其益气养阴、敛肺止咳，以求本图治，使气阴两复，肺润津生，诸症得除。

【运用】

　　1. **辨证要点**　临床上以汗多体倦，短气咽干，舌红少苔，脉虚数为诊治要点。

　　2. **加减变化**　若属阴虚有热者，可用西洋参代替人参；若见咳嗽，加百合、款冬花、杏仁以润肺止咳；心烦失眠者，加酸枣仁、柏子仁以宁心安神；病情急重者全方用量宜加重。

　　3. **现代运用**　常用于肺结核、慢性支气管炎、神经衰弱、心律不齐、急性心肌梗死、心源性休克、中毒性休克、失血性休克及冠心病、内分泌失调等属气阴两虚者。

　　4. **注意事项**　若久咳肺虚，亦应在阴伤气耗、纯虚无邪时，方可使用。若外邪未解，或暑病热盛，气阴未伤者，均不宜用。

【方论精粹】

张秉成《成方便读》："夫肺主一身之气，为百脉所朝宗，肺气旺则脏腑之气皆旺，精自生而形自盛，脉自不绝矣。一受暑热之气，金受火刑，肺气被灼，则以诸证叠出矣。然暑为夏月之正邪，人之元气充实者，原可不病，故邪之所凑，其气必虚。方中但以人参保肺气，麦冬保肺阴，五味以敛其耗散，不治暑而单治其正，以暑为无形之邪，若暑中无湿，则不致留恋之患，毕竟又无大热，则清之又无可清，故保肺一法，即所以却暑耳。此又治邪少虚多，热伤元气之一法也，在夏月肺虚者，可以服之。"

麦冬
药材档案

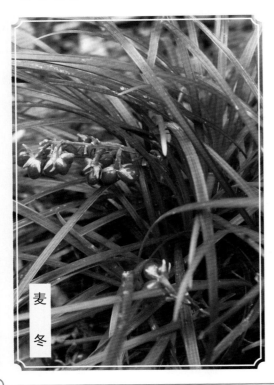

麦冬

别名：麦门冬、寸冬、韭叶麦冬。

药材特征：本品呈纺锤形，两端略尖，长 1.5 ~ 3 厘米，直径 0.3 ~ 0.6 厘米。表面黄白色或淡黄色，有细纵纹。质柔韧，断面黄白色，半透明，中柱细小。气微香，味甘、微苦。

性味归经：甘、微苦，微寒。归心、肺、胃经。

功效主治：养阴生津，润肺清心。适用于肺燥干咳，阴虚痨嗽，喉痹咽痛，津伤口渴，内热消渴，心烦失眠，肠燥便秘。

普济消毒饮

【方歌】

> 普济消毒蒡芩连，甘桔蓝根勃翘玄；
> 升柴陈薄僵蚕入，大头瘟毒服之消。

【方源】 《东垣试效方》："治大头天行，初觉憎寒体重，次传头面肿盛，目不能开，上喘，咽喉不利，口渴舌燥。"

【组成】 黄芩、黄连各 15 克，陈皮、玄参、桔梗、甘草、柴胡各 6 克，牛蒡子、连翘、薄荷、马勃、板蓝根各 3 克，僵蚕、升麻各 2 克。

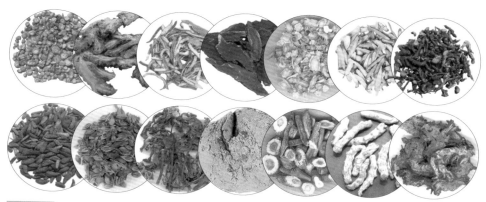

【用法】 每服 15 克，用水 300 毫升，煎至 150 毫升，去滓，稍热，时时服之。

【主治】 大头瘟。恶寒发热，头面红肿焮痛，目不能开，咽喉不利，舌燥口渴，舌红苔黄，脉数有力。

【功用】 清热解毒，疏风散邪。

【方义方解】 本证多由风热疫毒之邪，壅于上焦，发于面部所致。治疗以清热解毒，疏风散邪为主。风热疫毒之邪攻于头面，则见头面红肿焮痛，目不能开；风热疫毒之邪，灼伤津液，则见舌燥口渴；舌红苔白而黄，脉浮数有力，均为里热炽盛之症。

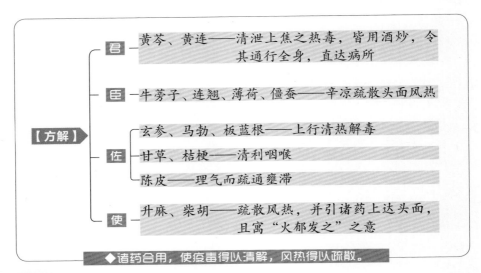

【方解】

君 — 黄芩、黄连——清泄上焦之热毒，皆用酒炒，令其通行全身，直达病所

臣 — 牛蒡子、连翘、薄荷、僵蚕——辛凉疏散头面风热

佐 — 玄参、马勃、板蓝根——上行清热解毒
　　甘草、桔梗——清利咽喉
　　陈皮——理气而疏通壅滞

使 — 升麻、柴胡——疏散风热，并引诸药上达头面，且寓"火郁发之"之意

◆诸药合用，使疫毒得以清解，风热得以疏散。

【运用】

1. **辨证要点** 本方为治疗风热、疫毒所致之大头瘟的有效方剂。以恶寒发热、头面焮肿、舌绛苔黄、脉数有力为辨证要点。

2. **加减变化** 兼便秘可加大黄以泻热通便。使用本方时，可配合局部外敷等，以增强清热消肿的功效。

3. **现代运用** 本方对丹毒、流行性腮腺炎、流行性出血热、急性扁桃体炎，以及带状疱疹、上呼吸道感染、急性化脓性中耳炎等由风热疫毒而致者，均可加减使用。

【方论精粹】

1. 李东垣《东垣试效方》："用黄芩、黄连味苦寒，泻心肺间热以为君；橘红苦辛，玄参苦寒，生甘草甘寒，泻火补气以为臣；连翘、黍粘子、薄荷叶苦辛平，板蓝根味苦寒，马勃、白僵蚕味苦平，散肿消毒定喘以为佐；新升麻、柴胡苦平，行少阳、阳明二经不得伸；桔梗辛温为舟楫，不令下行。"

2. 王子接《绛雪园古方选注》："普济消毒饮本自《局方》，谦甫遵于其师济源，东垣注释见于《准绳》。黄芩、黄连、连翘、玄参泻心肺之热为君；人参、橘红负荷其正、驱逐其耶为臣；升麻、柴胡伸少阳、阳明之正气，桔梗、甘草载引诸药不令下行为佐；牛蒡散风消毒，僵蚕消风散结，板蓝根解天行热毒，马勃消头面毒肿，使药四味，为诸药驱使于上焦，以成消散之功。手经病在上，故不用下法。"

3. 吴鞠通《温病条辨》："其方之妙，妙在以凉膈散为主，而加化清气之马勃、僵蚕、银花，得轻可去实之妙；再加元参、牛蒡、板蓝根，败毒而利肺气，补肾水以上济邪火；去柴胡、升麻者，以升腾飞越太过之病，不当再用升也，说者谓其引经，亦甚愚矣！凡药不能直至本经者，方用引经药作引，此方皆系轻药，总走上焦，开天气，肃肺气，岂须用升、柴直升经气耶去黄芩、黄连者，芩、连里药也，病初起未至中焦，不得先用里药，故犯中焦也。"

4. 费伯雄《医方论》："天行厉气，最为酷烈，病在上焦者，天气中人，必于上也。此方清热解毒，祛厉疫之气最为精当。"

5. 张秉成《成方便读》："夫疫者乃天地疠气所钟，故染而病也，其状相同，甚则一方皆染，有若疫使之然。然疫病种种不同，总不离乖戾恶毒之气，而解毒者必以清。即如此证之大头瘟，其邪之客于上焦者可知。故以酒炒芩、连之苦寒，降其上部之热邪。又恐芩、连性降，病有所遗，再以升、柴举之，不使其速下。僵蚕、马勃，解毒而消肿，鼠、元、甘、桔，利膈以清咽。板蓝根解疫毒以清热，橘红宣肺滞而行痰。连翘、薄荷皆能轻解上焦，消风散热。合之为方，岂不名称其实哉。"

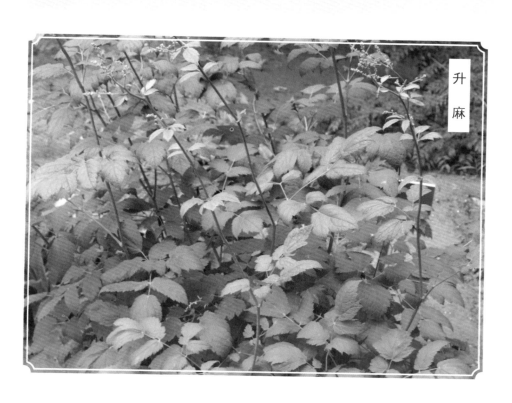

升麻

升阳散火汤

【方歌】

> 升阳散火葛升柴，羌独防风参芍侪。
> 生炙二草加姜枣，阳经火郁发之佳。

【方源】 《脾胃论》："治男子妇人四肢发热，肌热，筋痹热，骨髓中热，发困，热如燎，扪之烙手，此病多因血虚而得之。或胃虚过食冷物，抑遏阳气于脾土，火郁则发之。"

【组成】 生甘草6克，防风7.5克，炙甘草9克，升麻、葛根、独活、白芍、羌活、人参各15克，柴胡24克，生姜、大枣各10克。

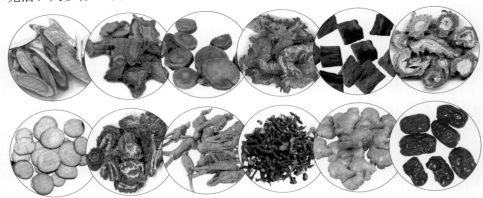

【用法】 上药研为粗末，每服15克，水煎服。也可用饮片作汤剂，水煎服。

【功用】 升阳散火解郁，益气和中祛风。

【主治】 脾胃虚弱，过食生冷物，抑遏阳气，火郁脾土，而致发热倦怠、骨蒸劳热、扪之烙手、胁肋胀闷、脘腹疼痛、大便溏泄、中气下陷、内脏下垂、少气懒言、纳食减少、头痛恶寒、肢体酸重疼痛等。

【方义方解】 阳经火郁为本方主证。方用柴胡以散少阳之火为君。臣以升麻、葛根发散阳明之火，羌活、防风发散太阳之火，独活发散少阴之火，均为味薄气轻，上行升散之药，使三焦舒畅，阳气升腾，火郁得解。佐以人参、生甘草、炙甘草益气健脾，白芍敛阴清热。生姜、大枣调和脾胃，酸敛甘缓，散中有收，不致有损阴气而佐使也。

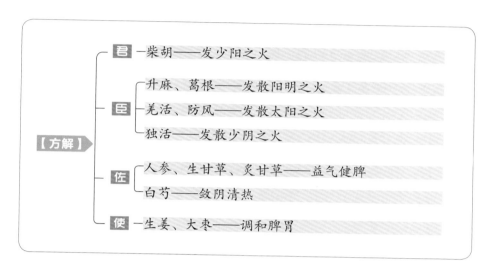

【方解】

君 —柴胡——发少阳之火

臣 —升麻、葛根——发散阳明之火
—羌活、防风——发散太阳之火
—独活——发散少阴之火

佐 —人参、生甘草、炙甘草——益气健脾
—白芍——敛阴清热

使 —生姜、大枣——调和脾胃

◆方用益气补中、升阳散火的人参、生甘草、炙甘草、柴胡、升麻、葛根，合以敛阴泻火、祛风化湿的白芍、防风、羌活、独活同用，为其配伍特点。

【运用】

1. **辨证要点**　以发热倦怠、胸胁胀闷、脘腹作痛、泄泻、肢体酸重疼痛为辨证要点。

2. **加减变化**　如见功能性发热兼有暑湿患者，加清水豆卷、鲜荷叶、淡竹叶、藿香；痄夏患者兼有湿阻纳呆，加苍术、厚朴、陈皮、谷芽、麦芽；胃脘痛，加延胡索、木香、砂仁、香附；伴有恶心呕吐者，加半夏、竹茹、陈皮、生姜。

3. **现代运用**　用于治疗功能性发热、上呼吸道感染、风湿痹痛、神经官能性腹泻、肠源性慢性腹泻等病症。

4. **注意事项**　凡属脾胃阴虚、胃火上炎患者，均非本方所宜；脾胃虚寒患者，也不可用本方。

【方论精粹】

1. 吴昆《医方考》："少阳者，三焦与胆也。经曰：少火生气。丹溪曰：天非此火不能生万物，人非此火不能以有生。是少火也，生物之本，扬之则光，遏之则灭，今为饮食填塞至阴，抑遏其上行之气，则生道几于息矣，故宜辛温之剂以举之。升麻、柴胡、羌活、独活、防风、干葛，皆辛温上行之物也。故用之以升少阳之气，清阳既出上窍，则浊阴自归下窍，而食物传化自无抑遏之患，芍药味酸，能泻土中之木；人参味甘，能补中州之气；生甘草能泻郁火于脾，从而炙之，则健脾胃而和中矣。东垣氏圣于脾胃者，其治之也，必主于升阳。俗医知降而不知升，是扑其少火也，安望其卫生耶？"

2. 费伯雄《医方论》："郁结之火。逆而折之，则其势愈激而上升。此则全用风药解散，盖火得风力而升，亦因风力而灭，故绝不用清寒之品，深达'火郁则发之'之义也。"

3. 张秉成《成方便读》："此方治外来之火，郁于表分，而不得解散者。然火之为病，疾如奔马，其客于表也，则不能拘据于一经，故以柴胡以发少阳之火，升、葛以发阳明之火，羌、防以发太阳之火。但外来之邪，虽充斥三阳，然其来也，必始自太阳，其去也，亦必还返太阳，太阳与少阴为表里，其界最近，不免有侵犯之虞，故以独活从少阴解其涣散之邪，而以人参、甘草益元气，芍药敛阴血，姜、枣和营卫，皆欲使邪不犯于内耳。"

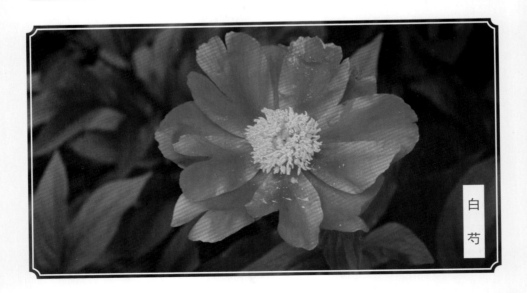

白芍

半夏白术天麻汤

【方歌】

半夏白术天麻汤，参芪橘柏及干姜，
苓泻麦芽苍术曲，太阴痰厥头痛良。

【方源】 《脾胃论》："范天騋之内，素有脾胃之证，时显烦躁，胸中不利，大便不通。初冬出外而晚归，为寒气怫郁，闷乱大作，火不得升故也。医疑有热，治以疏风丸，大便行而病不减。又疑药力小，复加七八十丸，下两行，前证仍不减，复添吐逆，食不能停，痰唾稠粘，涌出不止，眼黑头眩，恶心烦闷，气短促上喘，无力不欲言。心神颠倒，兀兀不止，目不敢开，如在风云中。头苦痛如裂，身重如山，四肢厥冷，不得安卧。余谓前证乃胃气已损，复下两次，则重虚其胃而痰厥头痛作矣。制半夏白术天麻汤主之而愈。"

【组成】 黄柏（酒洗）、干姜各 1 克，天麻、苍术、茯苓、黄芪、泽泻、人参各 2.5 克，白术、炒神曲各 5 克，半夏（汤洗七次）、大麦蘖、橘皮各 7.5 克。

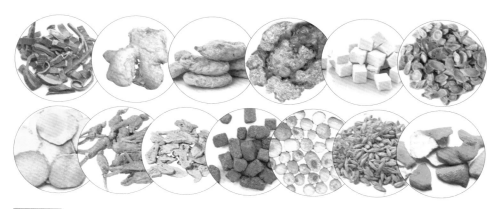

【用法】 每服 15 克，用水 300 毫升，煎至 150 毫升，去滓，带热服。

【功用】 健脾祛湿，定风化痰。

【主治】 痰厥头痛。症见头痛欲裂，咳痰稠黏，眼黑头眩，恶心烦闷，身重，四肢厥冷等。

【方义方解】　脾胃二经素有湿痰，又冒受风寒，湿痰厥逆上冲为本方主证。方中人参、黄芪、白术补脾胃，养元气；干姜、苍术、半夏、茯苓、泽泻祛寒湿，化痰饮；天麻定虚风，止眩晕；神曲、大麦蘖、橘皮理脾胃，助消化；黄柏以制苍术之燥，并能降内伏之虚火。

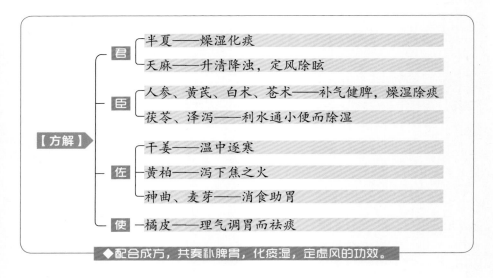

【方解】
君　半夏——燥湿化痰
　　天麻——升清降浊，定风除眩
臣　人参、黄芪、白术、苍术——补气健脾，燥湿除痰
　　茯苓、泽泻——利水通小便而除湿
佐　干姜——温中逐寒
　　黄柏——泻下焦之火
　　神曲、麦芽——消食助胃
使　橘皮——理气调胃而祛痰

◆配合成方，共奏补脾胃，化痰湿，定虚风的功效。

【运用】

1. **辨证要点**　咳痰稠黏，头眩烦闷，恶心吐逆，身重肢冷，不得安卧，舌苔白腻，脉弦滑。

2. **现代运用**　痰厥头痛，失眠，美尼尔氏综合征等。

3. **注意事项**　阴盛肝阳上亢引起眩晕头痛者忌用。

【方论精粹】

　　李东垣《脾胃论》："此头痛苦甚，谓之足太阴痰厥头痛，非半夏不能疗；眼黑头眩，风虚内作，非天麻不能除，其苗为定风草，独不为风所动也；黄芪甘温，泻火补元气；人参甘温，泻火补中益气；二术俱苦温甘，除湿补中益气；泽、苓利小便导湿；陈皮苦温，益气调中升阳；曲消食，荡胃中滞气；大麦蘖面，宽中助胃气；干姜辛热，以涤中寒；黄柏苦大寒，酒洗以主冬天少火在泉发燥也。"

七味白术散

【方歌】

> 白术散中人参香，茯苓甘草葛藿囊；
> 健脾升阳与泻火，脾虚久泄虚热良。

【方源】 《脾胃论》："治虚热而渴。"

【组成】 人参（去芦）、白术、茯苓（去芦）、炙甘草、木香、藿香（去土）各30克，干葛60克。

【用法】 上药为粗末。每服9～15克，水200毫升，煎至100毫升，温服。如饮水者，多煎与之，无时如不能食而渴，洁古先师倍加葛根；如能食而渴，白虎汤加人参服之。

【功用】 健脾生津，理气和中。

【主治】 虚热而渴。

【方义方解】 本证因脾虚湿阻，津液不布所致，则用四君子补气健脾，木香行气和中，藿香芳香化湿，干葛生津止渴。诸药合用，则可升举清阳，健运中气，恢复脾胃功能，以止泻生津，泻虚火。

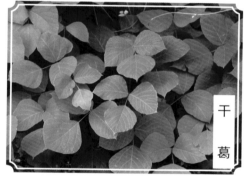

干葛

【方论精粹】

1. 李东垣《脾胃论》："如胃虚不能食，而大渴不止者，不可用淡渗之药止之，乃胃中元气少故也，与七味白术散补之。"

2. 徐大椿《医略六书·女科指要》："妊娠脾胃两虚，清阳下陷，致津液不能上奉而口燥不渴，谓之口干。人参扶元补气，白术健脾生血，茯苓渗湿以通津液，木香调气以醒脾胃，藿香开胃快胸膈，炙草缓中益胃气，葛根升阳明清气而津液无不上奉，何口干之有哉？"

补脾胃泻阴火升阳汤

【方歌】

> 补脾泻火升阳汤，升柴参芪苍术羌；
> 黄芩黄连石膏草，脾胃阳升阴火降。

【方源】 《脾胃论》："夫饮食入胃，阳气上行，津液与气，入于心，贯于肺，充实皮毛，散于百脉。脾禀气于胃，而灌溉四旁，营养气血者也。今饮食损胃，劳倦伤脾，脾胃虚则火邪乘之，而生大热，当先于心分补脾之源，盖土生于火，兼于脾胃中泻火之亢甚，主生化之源；足阳明为十二经之海，主经营之气，诸经皆禀之。言阳明，厥阴与何经相并而为病，酌中以用药，如权之在衡，在两则有在两之中，在斤则有在斤之中也。所以言此者，发明脾胃之病，不可一例而推之，不可一途而取之，欲人知百病皆由脾胃衰而生也，毫厘之失，则灾害立生。假如时在长夏，于长夏之令中立方，谓正当主气衰而客气旺之时也，后之处方者，当从此法加时令药，名曰补脾胃泻阴火升阳汤。"

【组成】 柴胡5克，炙甘草、黄芪、苍术（泔浸，去黑皮，切作片子，晒干，锉碎，炒）、羌活各30克，升麻24克，人参、黄芩各21克，黄连（去须，酒制，炒）15克，石膏少许（长夏微用，过时去之，从权）。

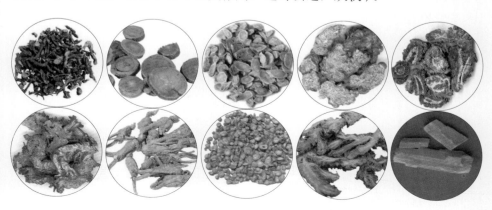

【用法】 上药切碎，每服 9 克，水 300 毫升，煎至 150 毫升，去滓，大温热服下，早饭后午饭前，间日服。

【功用】 补脾升阳泻火。

【主治】 饮食损胃，劳倦伤脾，火邪乘之而生大热。

【方义方解】 方中黄芪健脾大补元气为君；人参、炙甘草甘温益气，苍术健脾祛湿为臣；佐以柴胡、升麻引胃中清气上行；羌活为风药，能散能升，助升麻、柴胡升发清阳；黄芩、黄连、石膏散火，清热燥湿。全方共奏甘温补脾益气，升发阳气，清泻阴火之功。本方选黄连、黄芩泻火，是因为长夏为湿土主令，脾胃亏虚，运化失常，湿邪内生，与火相兼而成湿热阻滞，则以芩、连清热燥湿。诸药合用治饮食伤胃，劳倦伤脾，火邪乘之而生大热。

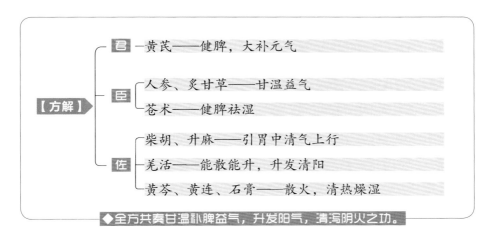

【方解】
- 君—黄芪——健脾，大补元气
- 臣
  - 人参、炙甘草——甘温益气
  - 苍术——健脾祛湿
- 佐
  - 柴胡、升麻——引胃中清气上行
  - 羌活——能散能升，升发清阳
  - 黄芩、黄连、石膏——散火，清热燥湿

◆全方共奏甘温补脾益气，升发阳气，清泻阴火之功。

【运用】

1. **辨证要点** 右关脉缓弱，或弦、或浮数者。

2. **加减变化** 如见肾火旺及督、任、冲三脉盛，则用黄柏、知母，酒洗讫，火炒制加之，应临病斟酌，不可久服，恐助阴气而为害也。

3. **现代运用** 用于治疗胃癌术后吻合口发炎、急性胃炎、尿道综合征、白塞病等。

4. **注意事项** 服药期间，应当减少食量，多食甘美的食物。服药之后，应休息一两个小时不要讲话；酒、黏腻不消化的食物和八角茴香、花椒、桂皮等也应禁食，因为这些食物会助长湿热之邪而损伤元气；也要忌喝冷水，忌食生冷、寒凉的瓜果和淡渗利尿的药物，以免阴寒食物阻遏阳气而使其不能生长增旺。

【方论精粹】

吴谦等《医宗金鉴》："李东垣云脾胃一伤，阳气日损，脾胃之清气下陷，浊阴之火得以上乘，是有秋冬而无春夏也。唯以气味薄之风药，升发阳气，佐以苦寒之品，泻阴中火，则阴不病阳气伸矣。是方参、芪、术、草，以补脾胃也。佐羌活、升、柴，以助阳升；佐石膏、芩、连，以泻阴火。假令不能食而瘦，乃本病也。右关脉缓弱，乃本脉也。或本脉兼见弦脉，本脉兼见四肢满，闭，淋，溲便难，转筋一二证，此肝之脾胃病也，当加风药以泻肝木。脉兼见洪大，证兼见肌热，烦热，面赤一二证，此心之脾胃病也，当加泻心火之药。脉兼见浮涩，证兼见短气，气上，喘咳，痰盛，皮涩一二证，此肺之脾胃病也，当加泻肺及补气之药。脉兼见沉细，证兼见善欠，善恐一二证，此肾之脾胃病也，当加泻肾水及泻阴火之药。所以言此者，欲人知百病皆从脾胃而生，处方者当从此法加时令药也。"

苍 术

药材档案

别名：赤术、仙术、茅术、青术。

药材特征：茅苍术呈不规则连珠状或结节状圆柱形，略弯曲，偶有分枝，长3～10厘米，直径1～2厘米。表面灰棕色，有皱纹、横曲纹及残留须根，顶端具茎痕或残留茎基。质坚实，断面黄白色或灰白色，散有多数橙黄色或棕红色油室，暴露稍久，可析出白色细针状结晶。气香特异，味微甘、辛、苦。

北苍术呈疙瘩块状或结节状圆柱形，长4～9厘米，直径1～4厘米。表面黑棕色，除去外皮者黄棕色。质较疏松，断面散有黄棕色油室。香气较淡，味辛、苦。

性味归经：辛，苦，温。归脾、胃、肝经。

功效主治：燥湿健脾，祛风散寒，明目。适用于脘腹胀满，泄泻，水肿，脚气痿躄，风湿痹痛，风寒感冒，夜盲，明目昏涩。

调中益气汤

【方歌】

> 调中益气汤黄芪，参草木香苍陈皮；
> 从阴引阳柴升麻，湿盛脾虚气滞理。

【方源】 《脾胃论》："夫脉弦洪缓，而沉按之中之下得时一涩，其证：四肢满闷，肢节烦疼，难以屈伸，身体沉重，烦心不安，忽肥忽瘦，四肢懒倦，口失滋味，腹难舒伸，大小便清利而数，或上饮下便，或大便涩滞不行，一二日一见，夏月飧泄，米谷不化，或便后见血，见白脓，胸满短气，膈咽不通，或痰嗽稠黏，口中沃沫，食入反出，耳鸣耳聋，目中流火，视物昏花，胬肉红丝，热壅头目，不得安卧，嗜卧无力，不思饮食，调中益气汤主之。"

【组成】 黄芪 3 克，人参、甘草、苍术各 1.5 克，柴胡、陈皮、升麻各 0.4 克，木香 0.3～0.6 克。

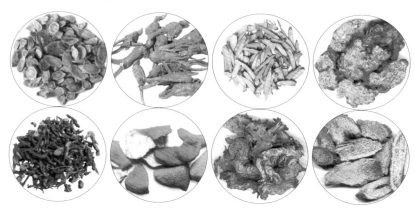

【用法】 上药锉麻豆大，都作一服。水 600 毫升，煎至 500 毫升，去滓，空腹时带热服之。宁心绝思，药必神效。

【功用】 益气升阳，调中泻火。

【主治】 元气不足，四肢倦怠，身体沉重，或大便飧泄，热壅头目，视物昏花，耳鸣头痛，不思饮食，脉弦或洪缓无力。

【**方义方解**】 方用人参、黄芪、升麻、柴胡益气升阳，苍术、陈皮、甘草调中，黄柏清热；益气与理气并用，升阳与泻火共进。诸药合用，使脾胃气虚得补，清阳得生，湿邪去，气机通畅，则诸症自愈。

【**运用**】

1. **辨证要点** 临床应用以中气不足、四肢倦怠、口苦纳呆、苔薄白、脉沉弦或洪缓无力，为其辨证要点。

2. **加减变化** 治疗气虚湿滞作泻，可加茯苓、白扁豆、木香；治疗头晕目眩，可加蔓荆子、菊花；偏头痛，可加川芎、细辛；肝气郁结，加香附等。

3. **现代运用** 常用于治疗泄泻，耳鸣，眩晕；又有用于治疗偏头痛等病症。

【方论精粹】

1. 吴昆《医方考》："脾胃不调者，肠鸣、飧泄、膨胀之类也。气弱者，语言轻微，手足倦怠也。补可以去弱，故用人参、黄芪、甘草，甘温之性行，则中气不弱，手足不倦矣。苍术辛燥，能平胃中敦阜之气。升麻、柴胡轻清，能升胃家陷下之气。木香、陈皮辛香，能去胃中陈腐之气。夫敦阜之气平，陷下之气升，陈腐之气去，宁有不调之中乎？"

2. 吴谦等《医宗金鉴》："调中益气亦治内伤。清气下陷，浊气上乘，清浊相干而兼湿热者，故二便不调，飧泻脓血。此汤与补中益气汤，虽互相发明，然其证脉则不可不分别也。内伤之病，脾胃元气一虚，四脏失其调和，所以五脏之脉，交相混见，故肝弦、心洪、脾缓之脉反见于上也。按之沉涩，肺脉而反见于下也。身肢重倦，气不周也。骨节酸疼，血不荣也。气少，中气乏也。心烦，心血少也。忽肥忽瘦者，火乘土位，上并阳分，则血脉上行而上盛，故面赤红而肥；下并阴分，则血脉下行而上虚，故面青白而瘦。即今之虚损病人，早则面青白瘦而恶寒，午后则面红赤肥而发热者是也。口沫，谓口中沃沫，脾不散精也。食出，谓食入反出，胃虚不纳也。耳鸣聋，谓耳鸣、耳聋，阴火上冲也。胸膈不快，浊气滞也。饮食无味，胃气伤也。二便不调，谓大便时泻不泻，小便时利不利，脾湿不分也。飧，谓完谷不化之飧泄，脾虚湿不化也。"

安胃汤

【方歌】

> 安胃汤用生熟草，黄连五味升麻梢；
> 清热敛阴又升阳，偏风痿痹服之康。

【方源】 《脾胃论》："治因饮食汗出，日久心中虚，风虚邪令人半身不遂，见偏风痿痹之证，当先除其汗，剽悍之气，按而收之。"

【组成】 黄连（拣尽，去须）、五味子（去子）、乌梅（去核）、生甘草各 1.5 克，熟甘草 0.9 克，升麻梢 0.6 克。

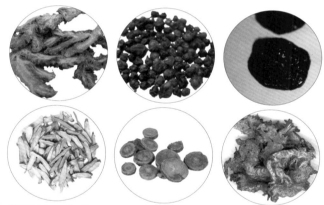

【用法】 上药哎咀，分作二服。每服用水 300 毫升，煎至 150 毫升，去滓，空腹时温服。服药期间，忌食酒、湿面、蒜、葱、椒、蕤、姜，调味香料之类。

【功用】 清热敛阴，补气升阳。

【主治】 汗出过多，致半身不遂，偏风痿痹。

【方义方解】 本证因胃热，食后助热，随致汗出，则用安胃汤清胃生津止汗。方中黄连清胃热；五味子、乌梅酸收止汗；甘草清热甘补；升麻散阳明郁火。诸药合用，使胃热清，阴津得敛，阳气得升，则诸症自愈。

凉血地黄汤

【方歌】

> 凉血地黄归榆槐，黄柏知母青皮归；
> 凉血养荣清燥湿，肠澼下血此方要。

【方源】 《脾胃论》："《太阴阳明论》云：食饮不节，起居不时者，阴受之。阴受之则入五脏，入五脏则满闭塞，下为飧泄，久为肠澼。夫肠澼者，为水谷与血另作一派，如（泗）桶涌出也。今时值长夏，湿热大盛，正当客气胜而主气弱也，故肠澼之病甚，以凉血地黄汤主之。"

【组成】 黄柏（去皮，锉，炒）、知母（锉，炒）各3克，青皮（不去皮、瓤）、槐子（炒）、熟地黄、当归各1.5克。

【用法】 上药制粗末，都作一服，用水300毫升，煎至210毫升，去滓温服。

【功用】 清热燥湿，凉血养荣。

【主治】 湿热下注，肠澼下血。

【方义方解】 方中黄柏、知母为主药，既清热燥湿，又滋阴润燥；熟地黄、当归补血活血为辅，青皮理气，槐子凉血。全方合用，既清热燥湿抑制了客气之胜，又补血和血扶助了主气之弱。

【运用】

1. **辨证要点** 本方是治疗湿热痢疾的方剂。临床应用以腹痛，里急后重，下痢赤白脓血，稠黏臭秽，肛门灼热，小便短赤，苔黄腻，脉滑数为辨证要点。

2. **加减变化** 小便涩，脐下闷，或大便则后重，调木香、槟榔细末各1.5克，空腹或食前稍热服。

【方论精粹】

湖南省中医药研究所《脾胃论注释》："黄柏、知母燥湿清热为主，熟地黄、当归滋血和血为辅，青皮理气为助，槐实入肠凉血为引。"

清燥汤

【方歌】

> 清燥二术与黄芪，猪泽升柴五味曲，
> 参苓连柏草陈皮，麦冬归地痿方推。

【方源】 《脾胃论》："六七月之间，湿令大行，子能令母实而热旺，湿热相合，而刑庚大肠，故寒凉以救之。燥金受湿热之邪，绝寒水生化之源，源绝则肾亏，痿厥之病大作，腰以下痿软瘫，不能动，行走不正，两足欹侧。以清燥汤主之。"

【组成】 黄连、黄柏、柴胡各0.3克，麦冬、当归、生地黄、炙甘草、猪苓、神曲各0.6克，人参、茯苓、升麻各0.9克，陈皮、白术、泽泻各1.5克，苍术3克，黄芪4.5克，五味子1克。

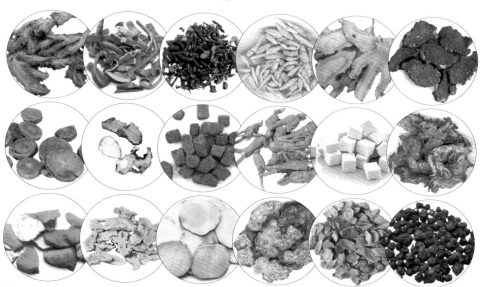

【用法】 上药共研粗末，每次用15克，水煎服。

【功用】 清肺润燥，健脾祛湿。

【主治】 肺金受湿热之邪。症见痿躄，喘促，胸满少食，色白毛败，头眩体重，口渴便秘等。

【方义方解】 湿热之邪伤肺，则肺金被灼，致肺热叶焦，金不能生水，则肾阴亏虚（肾主骨，肝主筋），而产生痿躄诸证。因此，湿热熏蒸，肺伤而燥为本方的主证。胸满少食，头眩为本方次要症状。经曰："治痿独取阳明"，方中麦冬甘寒，滋养肺胃之阴，兼清肺热；黄芪补脾气益肺气，以补土生金，金能生水，共为君药。生地黄、当归滋阴养血，以补肝肾；五味子益气生津保肺，又能下滋肾水；黄连、黄柏清热燥湿；人参大补元气，益脾肺，以资生化之源，共为臣药。苍术、白术健脾燥湿，以助脾运；茯苓、猪苓、泽泻利湿清热，导湿热之邪从小便去；升麻、柴胡以升清气，清阳升则湿浊降，兼可清热；陈皮理气健脾燥湿；神曲消食化滞，共为佐药。炙甘草补中调药为佐使药。诸药相配，使肺中湿热得清，肺燥得润，肺复清肃，以滋肾水，诸证可除。

【运用】

1. **辨证要点** 主要用于治疗痿证，厥证。临床应用以腰以下痿软瘫痪、不能动、行步不正为其辨证要点。

2. **现代运用** 常用于治疗重症肌无力，中风后遗症，及老年体虚所致腰膝酸软无力等症。

【方论精粹】

吴谦等《医宗金鉴·删补名医方论》："清暑益气汤与此方均治湿暑之剂。清暑益气汤，治暑盛于湿，暑伤气，所以四肢困倦，精神减少，烦渴身热，自汗脉虚，故以补气为主，清暑为兼，稍佐去湿之品，从令气也。此方治湿盛于暑，湿伤形，所以李东垣曰：'六、七月之间，湿令大行，子能令母实，湿助热旺而刑燥金，绝其寒水生化之源，源绝则肾亏，痿厥之病作矣。故以清暑变为清燥，佐泻热利湿之药，从邪气也。'是方即清暑益气汤去葛根者，以无暑外侵之肌热也。加二苓者，专去湿也。加黄连、生地，专泻热也。二苓佐二术，利水燥湿之力倍。连、地佐黄柏，救金生水之功多。中气益，则阴火息而肺清矣。湿热除，则燥金肃而水生矣。肺清水生，则湿热痿厥之病，未有不愈者也。但此方药味，性偏渗泻，若施之于冬春，水竭髓枯骨痿，或非湿热为病者，反劫津液，其病愈甚，则为谬治矣。"

枳术丸

枳
术
丸

【方歌】

> 枳术丸以白术君，辅以枳实行气滞；
> 荷叶裹烧饭为丸，健脾消食又化湿。

【方源】 《内外伤辨惑论》卷下："治痞，消食，强胃。"

【组成】 枳实（炒）30 克，白术（麸炒）60 克。

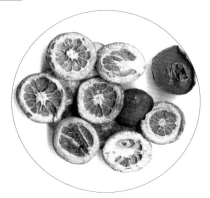
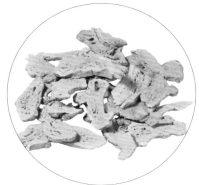

【用法】 同为极细末，荷叶裹烧饭为丸，如梧桐子大，每服五十丸，多用白汤下，无时。

【功用】 健脾消食，行气化湿。

【主治】 脾胃虚弱，食少不化，脘腹痞满。

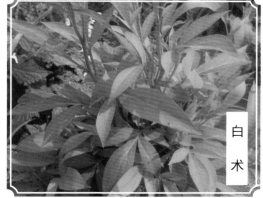

白术

【方义方解】 方中白术为君，重在健脾益气，以助脾之运化；枳实为臣，破气化滞，消痞除满。白术用量重于枳实一倍，意在以补为主，寓消于补之中。更以荷叶烧饭为丸，取其能升清阳，以助白术健脾益胃之功。

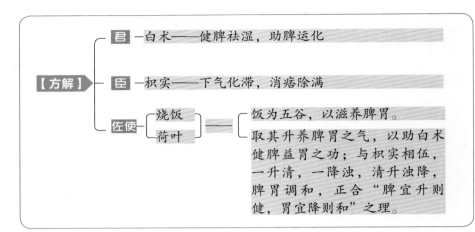

【方解】

君—白术——健脾祛湿，助脾运化

臣—枳实——下气化滞，消痞除满

佐使—烧饭、荷叶——饭为五谷，以滋养脾胃。

取其升养脾胃之气，以助白术健脾益胃之功；与枳实相伍，一升清，一降浊，清升浊降，脾胃调和，正合"脾宜升则健，胃宜降则和"之理。

【运用】

1. **辨证要点** 主要用于治疗脾胃虚弱，饮食停滞之证。临床应用以心下痞满、不思饮食为其辨证要点。

2. **加减变化** 体虚脾弱者，加党参、茯苓以增强补气健脾之功；食积较重者，加山楂、神曲、麦芽、鸡内金以助消食化积之功。

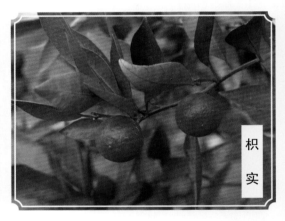

枳实

3. **现代运用** 用于治疗消化不良，胃下垂，胃肠神经官能症，慢性胃炎，脱肛等病症。

【方论精粹】

吴谦等《医宗金鉴》："李东垣曰：白术苦甘温，其苦味除胃中之湿热，其甘温补脾家之元气。多于枳实一倍。枳实味苦温，泄心下痞闷，消胃中所伤。此药下胃所伤不能即去，须一二时许，食乃消化。先补虚，而后化所伤，则不峻厉矣。荷叶状如仰盂，于卦为震，正少阳甲胆之气，饮食入胃，营气上行，即此气也，取之以生胃气。更以煨饭和药，与术协力，滋养谷气而补脾胃，其利大矣。若用峻厉之药下之，传变诸证，不可胜数。"

枳实导滞丸

【方歌】

枳实导滞首大黄，芩连曲术茯苓襄，
泽泻蒸饼糊丸服，湿热积滞力能攘。

【方源】 《内外伤辨惑论》："治伤湿热之物，不得施化，而作痞满，闷乱不安"。

【组成】 大黄 30 克，枳实（麸炒，去瓤）、神曲（炒）各 15 克，茯苓（去皮）、黄芩（去腐）、黄连（拣净）、白术各 10 克，泽泻 6 克。

【用法】 研为细末，汤浸蒸饼为丸，如梧桐子大，每服 50 丸～ 70 丸（6 ～ 9 克），温水送下，食远量虚实加减服之（现代用法：水泛小丸，每服 6 ～ 9 克，温开水送下，每日 2 次。）

【主治】 湿热食积证。脘腹胀痛，大便秘结，痢下赤白，里急后重。

【功用】 消食导滞，清热祛湿。

【方义方解】 本方证因湿热食滞，内阻胃肠所致。湿热饮食积滞内停，气机壅塞，则见脘腹胀满疼痛；食积不消，湿热不化，则大便泄泻或下痢；若热壅气阻，又可见大便秘结。治宜消积导滞，清热利湿。

方中以苦寒之大黄为君，攻积泻热，使积热从大便而下。以苦辛微寒之枳实为臣，行气消积，除脘腹之胀满。佐以苦寒之黄连、黄芩清热燥湿，又可厚肠止痢；茯苓、泽泻甘淡，渗利水湿而止泻；白术甘苦性温，健脾燥湿，使攻积而不伤正；神曲甘辛性温，消食化滞，使食消则脾胃和。诸药相伍，积去食消，湿去热清，诸症自解。此方用于湿热食滞之泄泻、下痢，亦属"通因通用"之法。

君	大黄	泻下通腑
臣	枳实	消食导滞，降气
佐	黄芩	清热燥湿，治疗湿热痢疾常用中药
	黄连	
	茯苓	清热利湿，利水渗湿常用中药
	泽泻	
	白术	健脾、扶正
	神曲	赋形剂，也增加消食

【运用】

1. **辨证要点** 本方为治疗湿热食积，内阻胃肠证的常用方。临床应用以脘腹胀满，大便失常，苔黄腻，脉沉有力为辨证要点。

2. **现代运用** 腹胀满较甚，里急后重者，可加木香、槟榔等以助理气导滞之功。

3. **现代运用** 本方常用于胃肠功能紊乱、慢性痢疾等属湿热积滞者。

4. **使用注意** 泄泻无积滞和孕妇均不宜使用。

【方论精粹】

1. 汪昂《医方集解·攻里之剂》："此足太阴、阳明药也，饮食伤滞，作痛成积，非有以推荡之则不行，积滞不尽，病终不除，故以大黄、枳实攻而下之，而痛泻反止，即所谓通因通用也。伤由湿热，黄芩、黄连佐以清热；茯苓、泽泻佐以利湿。积由酒食，神曲蒸窨之物，化食解酒，因其同类，温而消之。芩、连、大黄苦寒太甚，恐其伤胃，故又以白术之甘温，补土而固中也。"

2. 徐大椿《医略六书·杂病证治》："湿热内滞，积久伤脾，不能运化精微，故大腹胀满，疼痛不已。枳实破滞气以推积，白术健脾元以运湿，黄连清火燥湿，黄芩清热宽肠，神曲消积滞，甘草和中州，茯苓渗湿化热以利脾肺，泽泻分清以利膀胱，大黄乃荡涤热结之品，为推送湿热积滞之首。为末糊丸，白汤送下，使湿热化而积滞消，则脾气健而胀闷退，何疼痛之不已哉？此导滞开结泻热之剂，为湿热积滞闷痛之方。"

清暑益气汤

【方歌】

> 东垣清暑益气汤，参芪归术加草苍；
> 升葛泽曲麦味合，健脾祛湿此方强。

【方源】《脾胃论》："《内经》曰：'阳气者，卫外而为固也，炅则气泄。'今暑邪干卫，故身热自汗，以黄芪、人参、甘草补中益气为君；甘草、陈皮、当归甘辛微温养胃气，和血脉为臣。苍术、白术、泽泻，渗利而除湿，升麻、葛根，苦甘平，善解肌热，又以风胜湿也。湿胜则食不消而作痞满，故炒曲甘辛，青皮辛温，消食快气，肾恶燥，急食辛以润之，故以黄柏苦辛寒，借甘味泻热补水虚者滋其化源；以五味子、麦冬，酸甘微寒，救天暑之伤于庚金为佐。名曰清暑益气汤。"

【组成】 黄芪、苍术、升麻各 4.5 克，人参、炒神曲、泽泻、陈皮、白术、麦冬、当归、炙甘草、青皮、黄柏、葛根各 2 克，五味子 9 枚。

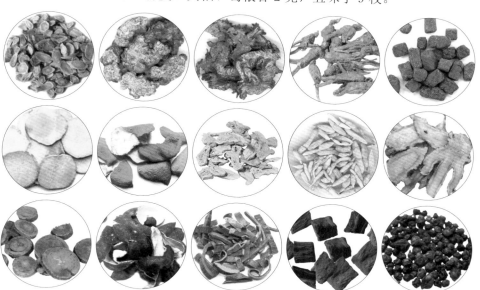

【用法】 水煎服。

【功用】 清暑益气，除湿健脾。

【主治】 平素气虚，又受暑湿。

【方义方解】 方中人参、黄芪益气固表，苍术、白术健脾燥湿；黄柏、麦冬、五味子泻火生津，陈皮、青皮、泽泻理气渗湿；当归养血和阴；升麻、葛根解肌升清；甘草和中。配合成方，共奏清暑化湿，益气生津之功。

【运用】

1. **辨证要点** 临床应用以身热头痛，口渴自汗，四肢困倦，不思饮食，胸满身重，大便溏薄，小便短赤，苔腻，脉虚者为辨证要点。

2. **加减变化** 脾胃不足者，少用升麻，少加柴胡；中满者，去甘草；咳甚者，去人参；口咽干者，加干葛；汗少者，黄芪减五分；心下痞者，少加黄连。

【方论精粹】

1. 吴谦等《医宗金鉴·删补名医方论》："吴琨曰：'暑令行于夏至，长夏则兼湿令矣。此方兼而治之。炎暑则表气易泄，兼湿则中气不固。黄芪所以实表，白术、神曲、甘草所以调中。酷暑横流，肺金受病，人参、五味、麦冬，所以补肺、敛肺、清肺，经所谓扶其所不胜也，火盛则水衰，故以黄柏、泽泻，滋其化源。津液亡则口渴，故以当归、干葛，生其胃液。清气不升，升麻可升；浊气不降，二皮可理。苍术之用，为兼长夏之湿也。'"

2. 费伯雄《医方论》："清暑益气汤，药味庞杂，补者补而消者消，升者升而泻者泻，将何所是从乎？且主治下，有胸满气促一条，则黄芪、升麻所当禁。予谓此等症，但须清心养胃，健脾利湿足矣，何必如此小题大做。东垣先生，予最为服膺，唯此等方不敢阿好。"

3. 汪汝麟《证因方论集要》："清暑益气汤，东垣治脾胃虚衰所生受病之方也。夏月袭凉饮冷，内伤脾胃，抑遏真阳而外伤暑湿，上焦心肺先受之，亟宜益气，不令汗泄以亡津液。人参、黄芪、炙草之甘，补元气，退虚热。麦冬之寒，滋水源，清肺热。五味之酸，泻肝火，收肺气。白术、泽泻上下分消其湿热。广皮、青皮理脾气而远肝邪。升麻、葛根、苍术助辛甘之味，引清气以行阳道，俾清气出于脾，右迁上行，以和阴阳。湿胜则食不消，用炒神曲以消痞满。热胜则水涸，用黄柏补水虚，以滋化源。"

复元活血汤

【方歌】

> 复元活血汤柴胡，花粉当归山甲入，
> 桃仁红花大黄草，损伤瘀血酒煎祛。

【方源】 《医学发明》卷三："治从高坠下，恶血留于胁下及疼痛不可忍者。"

【组成】 柴胡15克，天花粉、当归各9克，红花、甘草、穿山甲片（炮）各6克，大黄（酒浸）18克，桃仁15克。

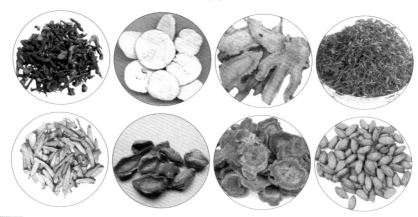

【用法】 除桃仁外，锉如麻豆大，每服一两（30克），水225毫升，黄酒30毫升，同煎至210毫升，去滓，大温服之，食前，以利为度，得利痛减，不尽服。

【功用】 活血祛瘀，疏肝通络。

【主治】 跌打损伤。瘀血留于胁下，痛不可忍。

【方义方解】 本方证因跌打损伤，瘀血滞留胁肋，气机阻滞所致。胁肋为肝经循行之处，跌打损伤，瘀血停留，气机阻滞，则胁肋瘀肿疼痛，甚至痛不可忍。治当活血祛瘀，兼以疏肝行气通络。方中重用酒制大黄，荡涤凝瘀败血，导瘀下行，推陈致新；柴胡疏肝行气，并可引诸药入肝经。两药合用，一升一降，以攻散胁下之瘀滞，共为君药。桃仁、红花活血祛瘀，消肿止痛；

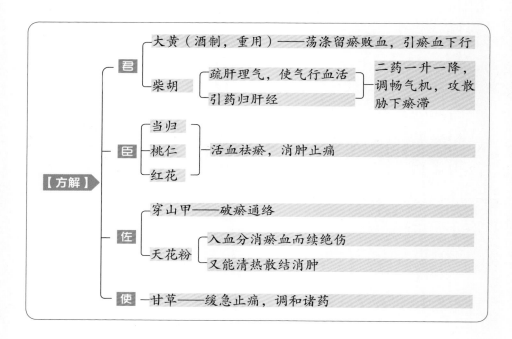

穿山甲破瘀通络，消肿散结，共为臣药。当归补血活血；天花粉"续绝伤"（《神农本草经》），"消仆损瘀血"（《日华子本草》），既能入血分助诸药而消瘀散结，又可清热润燥，共为佐药。甘草缓急止痛，调和诸药，是为使药。大黄、桃仁酒制，及原方加酒煎服，乃增强活血通络之意。诸药配伍，特点有二，一为升降同施，以调畅气血；二是活中寓养，则活血破瘀而不耗伤阴血。瘀祛新生，气行络通，胁痛自平。正如张秉成所言："去者去，生者生，痛自舒而元自复矣"，因此名为"复元活血汤"。

【方解】

君　大黄（酒制，重用）——荡涤留瘀败血，引瘀血下行
　　柴胡　疏肝理气，使气行血活　　二药一升一降，调畅气机，攻散胁下瘀滞
　　　　　引药归肝经

臣　当归　桃仁　红花——活血祛瘀，消肿止痛

佐　穿山甲——破瘀通络
　　天花粉　入血分消瘀血而续绝伤
　　　　　又能清热散结消肿

使　甘草——缓急止痛，调和诸药

【运用】

1．**辨证要点**　本方为治疗跌打损伤，瘀血阻滞证的常用方。临床应用以胁肋瘀肿疼痛为辨证要点。若化裁得当，亦可广泛用于一切跌打损伤。

2．**现代运用**　瘀重而痛甚者，加三七或酌加乳香、没药、元胡等增强活血祛瘀，消肿止痛之功；气滞重而痛甚者，可加川芎；香附、郁金、青皮等以增强行气止痛之力。

3．**现代运用**　本方常用于肋间神经痛、肋软骨炎、胸胁部挫伤、乳腺增

生等属瘀血停滞者。

4. 使用注意 运用本方，服药后应"以利为度"，若虽"得利痛减"，而病未痊愈，需继续服药者，必须更换方剂或调整原方剂量。孕妇忌服。

【方论精粹】

1. 徐大椿《医略六书》："血瘀内蓄，经络不能通畅，故胁痛，环脐腹胀，便闭焉。大黄荡涤瘀热以通肠，桃仁消破瘀血以润肠，柴胡散清阳之抑遏，蒌根清浊火之内蕴，甲片通经络破结，当归养血脉荣经，红花活血破血，甘草泻火缓中。水煎温服。使瘀行热化，则肠胃廓清而经络通畅，腹胀自退，何胁痛便闭之不瘳哉？此破瘀通闭之剂，为瘀热胁痛胀闭之专方。"

2. 张秉成《成方便读》："夫跌打损伤一证，必有瘀血积于两胁间，以肝为藏血之脏，其经行于两胁，故无论何经之伤，治法皆不离于肝。且跌仆一证，其痛者在腰胁间，尤为明证。故此方以柴胡之专入肝胆者，宣其气道，行其郁结。而以酒浸大黄，使其性不致直下，随柴胡之出表入里以成搜剔之功。当归能行血中之气，使血各归其经。甲片可逐络中之瘀，使血各从其散。血瘀之处，必有伏阳，故以花粉清之。痛盛之时，气脉必急，故以甘草缓之。桃仁之破瘀，红花之活血。去者去，生者生，痛自舒而元自复矣。"

3. 汪昂《汤头歌诀》："血积必干，两胁属肝胆经，故以柴胡引用为君，以当归活血脉，以甘草缓其急，以大黄、桃仁、红花、山甲、花粉破血润血。"

当归六黄汤

【方歌】

> 当归六黄二地黄，芩连芪柏共煎尝，
> 滋阴泻火兼顾表，阴虚火旺盗汗良。

【方源】《兰室秘藏》卷下："治盗汗之圣药也。"

【组成】当归、生地黄、黄芩、黄柏、黄连、熟地黄各 6 克，黄芪 12 克。

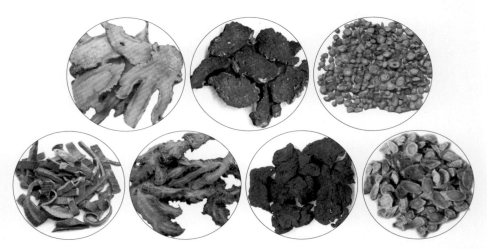

【用法】上药为粗末，每服 15 克，水 300 毫升，煎至 150 毫升，食前服，小儿减半服之。

【功用】滋阴泄火，固表止汗。

【主治】阴虚火旺盗汗。发热盗汗，面赤心烦，口干唇燥，大便干结，小便黄赤，舌红苔黄，脉数。

【方义方解】本方用治阴虚火旺所致盗汗。肾阴亏虚不能上济心火，则心火独亢，致虚火伏藏于阴分，寐则卫气行阴，助长阴分伏火，两阳相加，迫使阴液失守而盗汗；虚火上炎，则见面赤心烦；火耗阴津，乃见口干唇燥；舌红苔黄，脉数皆内热之象。治宜滋阴泻火，固表止汗。方中当归养血增液，血充则心火可制；生地黄、熟地黄入肝肾而滋肾阴。三药合用，使阴血充则水能制火，共为君药。盗汗因于水不济火，火热熏蒸，则臣以黄连清泻心火，合以黄芩、黄柏泻火以除烦，清热以坚阴。君臣相合，热清则火不内扰，阴坚则汗不外泄。汗出过多，导致卫虚不固，则倍用黄芪为佐，一以益气实卫以固表，一以固未定之阴，且可合当归、熟地黄益气养血。诸药合用，共奏滋阴泻火，固表止汗之效。本方的配伍特点：一是养血育阴与泻火清热并进，标本兼顾，使阴固而水能制火，热清则耗阴无由；二是益气固表与育阴泻火相配，育阴泻火为本，益气固表为标，以使营阴内守，卫外固密，发热盗汗诸症相应而愈。

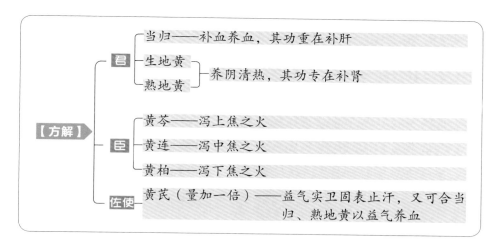

【运用】

1. **辨证要点** 本方是治疗阴虚火旺盗汗之常用方。临证应用以盗汗面赤，心烦溲赤，舌红，脉数为辨证要点。

2. **现代运用** 本方滋阴清热之力较强，且偏于苦燥。若阴虚而实火较轻者，可去黄连、黄芩，加知母，以其泻火而不伤阴；汗出甚者，可加浮小麦、山茱萸增强止汗作用；若阴虚阳亢，潮热颧赤突出者，加白芍、龟甲滋阴潜阳。

3. **现代运用** 本方可用于甲状腺功能亢进、结核病、糖尿病、更年期综合征等属阴虚火旺者。

4. 使用注意 本方养阴泻火之力颇强，对于阴虚火旺，中气未伤者适用。若脾胃虚弱，纳减便溏者不宜使用。

【方论精粹】

1. 吴谦等《医宗金鉴·删补名医方论》："寤而汗出曰自汗，寐而汗出曰盗汗。阴盛则阳虚不能外固，故自汗，阳盛则阴虚不能中守，故盗汗。若阴阳平和之人，卫气昼则行阳而寤，夜则行阴而寐，阴阳既济，病安从来？惟阴虚有火之人，寐则卫气行阴，阴虚不能济阳，阳火因盛而争于阴，故阴液失守外走而汗出；寤则卫气复行出于表，阴得以静，故汗止矣。用当归以养液，二地以滋阴，令阴液得其养也。用黄芩泻上焦火，黄连泻中焦火，黄柏泻下焦火，令三火得其平也。又于诸寒药中加黄芪，庸者不知，以为赘品，且谓阳盛者不宜，抑知其妙义正在于斯耶？盖阳争于阴，汗出营虚，则卫亦随之而虚，故倍加黄芪者，一以完已虚之表，一以固未定之阴。"

2. 陈修园《时方歌括》："阴虚火扰之汗，得当归、熟地、生地之滋阴，又得黄芩、黄连之泻火，治汗之本也。然此方之妙则在于苦寒，寒则胜热，而苦复能坚之。又恐过于苦寒伤其中气，中者阴之守也，阴愈虚则火愈动，火愈动则汗愈出。尤妙在大苦大寒队中倍加黄芪，俾黄芪领苦寒之性尽达于表，以坚汗孔，不使留中而为害。此旨甚微，注家向多误解，特表而出之。"

3. 唐荣川《血证论》："修园此论皆是。唯言黄芪领苦寒之性尽达于表，不使留中为害，则差毫厘。盖药之救病，原于偏寒偏热，治偏寒偏热之病，自必用偏寒偏热之药。此方大治内热，岂寒凉之药能尽走皮肤，而不留中者？况黄芪是由中以托外之物，非若麻黄直透皮毛，而不留中也。吾谓内热而蒸为汗者，此为对症。如果外热，而内不利寒凉药者，则归脾汤、当归补血汤加减可也。"

益气聪明汤

【方歌】

> 益气聪明汤蔓荆，升葛参芪黄柏并，
> 再加芍药炙甘草，耳聋目障服之清。

【方源】 《东垣试效方》卷五："饮食不节，劳役形体，脾胃不足，得内障，耳鸣或多年目暗，视物不能。"

【组成】 黄芪、人参、炙甘草各 15 克，芍药、黄柏（酒制，锉，炒黄）各 3 克，升麻、葛根各 9 克，蔓荆子 4.5 克。

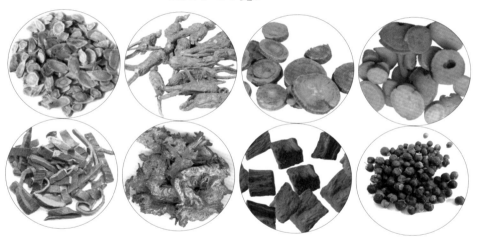

【用法】 水煎服。

【加减】 如烦闷或有热，渐加黄柏，春、夏加之，盛暑夏月倍之，如脾胃虚去之。

【功用】 令目广大，久服无内外障、耳鸣耳聋之患。又令精神过倍，元气自益，身轻体健，耳目聪明。

【主治】 中气不足，清阳不升，风热上扰，头痛目眩，或耳鸣耳聋，或目生障翳，视物不清，苔薄质淡，脉濡细。

【**方义方解**】 本方中气不足，清阳不升为其主证。并兼心火亢盛之证。"益气"者，指本方有补益中气作用；"聪明"者，为视听灵敏，聪颖智慧之意。本方黄芪、人参、炙甘草补中益气；升麻、葛根升发清阳；蔓荆子清利头目；芍药平肝敛阴、黄柏清热泻火。服之可使中气得到补益，从而清阳上升，肝肾受益、耳聋目障诸症获愈，令人耳聪目明。因之名为"益气聪明汤"。

【**运用**】

1. **辨证要点** 临床应用以脾胃气虚、清阳不升、风热上扰、头晕目眩、耳鸣口苦、苔薄质淡、脉濡细，为其辨证要点。

2. **加减变化** 临床如见风热甚，可加桑叶、菊花；热甚，加黄芩、栀子；湿重，加苍术、白术，茯苓；视物不明，加石菖蒲。

3. **现代运用** 可用于衰弱体虚的感冒头痛，耳鸣耳聋及虚弱体质的玻璃体混浊；或白内障初期，视力减退，眼肌疲劳等症。

4. **注意事项** 忌烟火酸物。

【**方论精粹**】

　　汪昂《医方集解》："五脏皆禀气于脾胃，以达于九窍；烦劳伤中，使冲和之气不能上升，故目昏而耳聋也。李东垣曰：'医不理脾胃及养血安神，治标不治本，是不明理也。'此足太阴、阳明、少阴、厥阴药也。十二经清阳之气，皆上于头面而走空窍，因饮食劳役，脾胃受伤，心火太盛，则百脉沸腾，邪害空窍矣。参、芪甘温以补脾胃；甘草甘缓以和脾胃；干葛、升麻、蔓荆轻扬升发，能入阳明，鼓午胃气，上行头目。中气既足，清阳上升，则九窍通利，耳聪而目明矣；白芍敛阴和血，黄柏补肾生水。盖目为肝窍，耳为肾窍，故又用二者平肝滋肾也。"

胃风汤

【方歌】▶

> 胃风麻黄蔓荆羌，升柴藁葛蔻归苍；
> 白芷黄柏甘枣姜，升阳泻火虚风凉。

【方源】▶ 《脾胃论》："治虚风证，能食，麻木，牙关急搐，目内蠕，胃中有风，独面肿。"

【组成】▶ 蔓荆子 0.3 克，干姜 0.6 克，草豆蔻、黄柏、羌活、柴胡、藁本各 0.9 克，麻黄（不去节）1.5 克，当归、苍术、葛根各 3 克，白芷 3.6 克，炙甘草 4.5 克，升麻 6 克，枣 4 枚。

【用法】▶ 上药锉如麻豆大。分二服，每服水 300 毫升，煎至 150 毫升，去渣，热服，食后。

【功用】▶ 祛风散寒，燥湿和中。

【主治】▶ 虚风证，能食，麻木。

【方义方解】▶ 本证因脾胃不足，阳明胃经感受风邪、火郁于内所致，病在阳明胃经则以祛风为主。方中升麻、白芷、葛根、羌活、柴胡、藁本、麻黄、蔓荆子能祛风解热；炙甘草、苍术、干生姜、草豆蔻温中和胃、健脾燥湿；当归养血活血通络；黄柏清湿热；干姜、枣调和营卫。诸药合用，使风邪散，胃中清阳得升，阴火降，则诸症自愈。

【方论精粹】

费伯雄《医方论》："加姜、枣煎易老胃风汤，养血柔肝，补脾和胃，并无一味风药，而治法特妙。盖缘肝木太旺，动而生风，犯胃克脾，故见飧泄肠风等症，但须肝木一和，则内风自息。若东垣之胃风汤，纯用风药，且燥亦太过，不及远矣。"

强胃汤

【方歌】

> 强胃黄柏甘升麻，柴归陈姜人参夏；
> 神曲黄芪草豆蔻，脾虚腹胀用之佳。

【方源】 《脾胃论》："治因饮食劳役所伤，腹胁满闷短气，遇春口淡无味，遇夏虽热而恶寒，常如饱，不喜食冷物。"

【组成】 黄柏、甘草1.5克，升麻、柴胡、当归、陈皮各3克，生姜、神曲各4.5克，草豆蔻6克，半夏、人参各9克，黄芪30克。

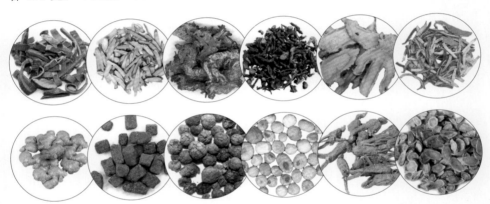

【用法】 上为粗末。每服9克，水2盏，煎至1盏，去渣，温服，食前。

【功用】 益气升阳，燥湿和胃。

【主治】 腹胁满闷短气，遇春口淡无味，遇夏虽热而恶寒，常如饱，不喜食冷物。

【方义方解】 本证因饮食劳役伤其脾胃，失于健运所致，则用黄芪、人参补气健脾，升麻、柴胡升阳，半夏、陈皮、神曲、生姜和胃；草豆蔻燥湿；黄柏、甘草清热。诸药合用，使脾胃气虚得补，清阳得升，脾气健运，湿气除，则诸症自愈。

散滞气汤

【方歌】

散滞气汤当归身，柴甘夏姜红花陈；
疏肝解郁和脾胃，肝气犯胃此方真。

【方源】 《脾胃论》："治因忧气结，中脘腹皮底微痛，心下痞满，不思饮食，虽食不散，常常有痞气。"

【组成】 当归 0.6 克，陈皮 0.9 克，柴胡 1.2 克，炙甘草 3 克，半夏 4.5 克，生姜 5 片，红花（少许）。

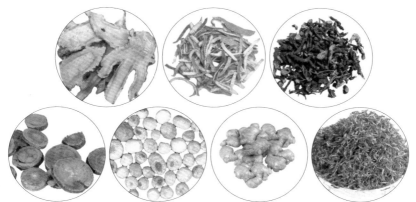

【用法】 上药锉如麻豆大。都和一服，水 400 毫升，煎至 200 毫升，去渣，稍热服，食前忌湿面。

【功用】 理气和胃，活血止痛。

【主治】 郁气结中脘，腹皮底微痛，心下痞满，不思饮食，虽食不散，常有痞气。

【方义方解】 本证因情志不和，肝郁气滞血瘀，胃失和降，则用柴胡、当归、红花疏肝解郁、活血止痛；陈皮、半夏、生姜降逆和胃；炙甘草和中。诸药合用，使肝气条达，浊阴自降，气血调和，则诸症自愈。

人参芍药汤

【方歌】

> 人参芍药用芪归，形气两虚甘草味，
> 津气阴血总亏虚，贫苦书生得之愈。

【方源】 《脾胃论》："继而冬居旷室，卧热炕，而吐血数次。予谓此人久虚弱，附脐有形，而有大热在内，上气不足，阳气外虚，当补表之阳气，泻里之虚热。"

【组成】 麦冬 0.6 克，当归、人参各 0.9 克，炙甘草、白芍、黄芪各 3 克，五味子 5 个。

【用法】 上药为粗末，分作二服。每服用水 300 毫升，煎至 150 毫升，去滓，稍热服。

【主治】 脾胃虚弱，呼吸短促，容颜憔悴，形气两虚者。

【功用】 健脾益气。

【方义方解】 本证属于虚劳，气阴血俱虚，则应补气养血、滋阴益气。黄芪、炙甘草补气；白芍、当归敛阴补血；人参、麦冬、五味子补气滋阴。诸药合用，使脾胃气虚之气得补，阴血得养，食欲增加，则诸症自愈。

【运用】

1. **现代运用** 现代主要用于心脏病的治疗。

2. **加减变化** 快速型心律失常，心悸者可加生龙牡、淮小麦、酸枣仁、远志等安神。热象明显者加丹参、干地黄、苦参、黄连凉血清心。心肌炎热毒较重者，加金银花、连翘清热解毒。

益胃散

【方歌】

> 益胃散姜黄泽泻，干姜砂草益智仁，
> 白蔻黄芪参厚朴，陈皮通用十分灵。

【方源】 《内外伤辨》卷十一："治因服寒药过多，或脾胃虚弱，胃脘痛。"

【组成】 陈皮、黄芪各 21 克，益智仁 18 克，白豆蔻仁、泽泻、生姜、姜黄各 9 克，砂仁、甘草、厚朴、人参各 6 克。

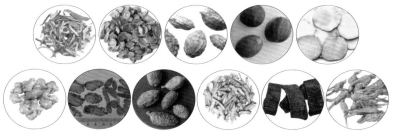

【用法】 上为粗末，每服 9 克，水 150 毫升，煎至 100 毫升，温服，食前。

【功用】 补气健脾，温中散寒。

【主治】 胃脘疼痛。

【方义方解】 本证因服寒药过多，而致脾胃虚寒、湿阻气滞疼痛，则用黄芪、人参补气健脾，益智仁、生姜、白豆蔻仁、砂仁、厚朴、陈皮温中行气燥湿；姜黄止痛；泽泻利湿；甘草和中。诸药合用，散中寒，补中虚，中焦之寒得辛热而散，中焦之虚得甘温而复，寒邪去，阳气复，中气得补，则诸症自愈。

【运用】

1. **辨证要点** 临床以脾胃虚寒、胃脘痛为辨证要点。

2. **加减变化** 如脉弦，恶寒腹痛，乃中气弱也。以仲景小建中汤加黄芪，钱氏异功散加芍药，选而用之。如渴甚者，以白术散加葛根倍之。

中满分消丸

【方歌】

> 中满分消砂朴姜，芩连夏陈知泽襄，
> 二苓参术姜黄草，枳实为丸效力彰。

【方源】 《兰室秘藏》："中满治法，当开鬼门，洁净府。开鬼门者，谓发汗也；洁净府者，利小便也。中满者泻之于内，谓脾胃有病，当令上下分消其湿。下焦如渎，气血自然分化，不待泄渗秽。如或大实大满，大小便不利，从权以寒热药下之。或伤酒湿面及味厚之物，膏粱之人，或食已便卧，使湿热之气不得施化，致令腹胀满，此胀亦是热胀。治热胀，分消丸主之。如或多食寒凉，及脾胃久虚之人，胃中寒则胀满，或藏寒生满病，以治寒胀中满，分消汤主之。"

【组成】 白术、人参、炙甘草、猪苓（去黑皮）、姜黄各3克，白茯苓（去皮）、生姜、砂仁各6克，泽泻、陈皮各9克，知母（炒）12克，黄芩（炒）36克，黄连（净，炒）、半夏（汤洗七次）、枳实（炒）各15克，厚朴（姜制）30克。

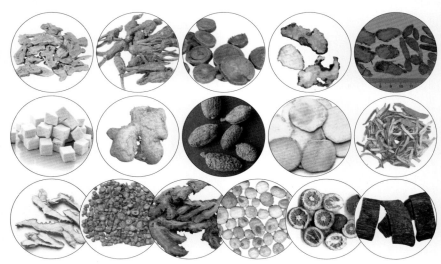

【用法】 上除泽泻、茯苓、生姜外，共为极细末，入上三味和匀，汤浸蒸饼为丸，如梧桐子大。每服 100 丸，焙热，白汤下，食远服。量病人大小加减。

【功用】 行气健脾，泄热利湿。

【主治】 湿热臌胀。腹大坚满，脘腹疼痛，烦渴口苦，渴而不欲饮，小便黄赤，大便秘结或垢溏，苔黄腻，脉弦数。

【方义方解】 本方集六君子汤、四苓汤、泻心汤、二陈汤、平胃汤诸方为一方。方中重用厚朴、枳实，是取厚朴三物之半，合姜黄苦温开泄，行气除满，以治脾胃升降失职，气机阻滞，脘腹胀满疼痛诸症；黄芩、黄连、生姜、半夏同用是取泻心之意，以辛开苦降，顺畅气机，开结除痞，分理湿热，半夏尤能降逆和胃止呕。上两者均无大黄者，以其脾虚而无有形实邪之故。知母虽苦寒，但肥润多脂，既可清热泻火以祛其邪，又可滋阴润燥以扶其正。泽泻、猪苓、茯苓、白术，义取四苓以理脾渗湿，使决渎之气化达，则湿热从小便而出，所谓"洁净府"也。少佐陈皮、砂仁、四君子汤，是为六君子汤，

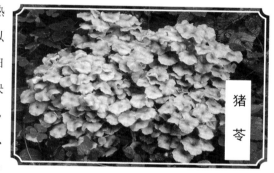

猪苓

在祛邪中佐以扶正之药，寓补脾法于分消解散法中，使脾胃得补，运化有力，升降复常，且可扶正以祛邪，祛邪不伤正。诸药合用，共奏健脾行气，泄热利湿之功。由于本方具有行气健脾，泄热利湿之功，能分消上下之湿而治中满，且为丸剂，故名中满分消丸。

本方配伍特点是辛散、苦泄、淡渗药共用，祛邪佐以扶正之药，寓补脾于分消解散之中。

【运用】

1. **辨证要点** 本方为治中满热胀、鼓胀、气胀、水胀属湿热者的常用方，临床应用时以腹大坚满胀痛，烦热口渴，渴而不欲饮，苔黄腻，脉弦数为证治要点。

2. **加减变化** 若脾胃湿热，熏蒸肝胆，而见面目皮肤发黄者，去人参、生姜，加茵陈、栀子、大黄以清利湿热。若湿热下注，小便赤涩不利者，加滑石、萹蓄、瞿麦以利尿通窍。若热壅气滞水阻而血瘀，症见腹大皮苍，络脉暴露，舌紫脉涩者，加三棱、莪术、丹参、牛膝、桃仁、红花以活血化瘀。

3. **现代运用** 现代临床对肝硬化腹水、传染性黄疸型肝炎、泌尿系感染等属湿热壅盛，气机阻滞者，可用本方加减治疗。

4. **注意事项** 本方为湿热中满臌胀而设，若脏寒生满病，中满寒胀，则非本方所宜；临证应注意判明虚实之轻重，湿热之多少，斟酌补泻兼施，苦辛并进法的合理配伍及其变化，恰如其分地对方中药物用量进行增减。

【方论精粹】

1. 朱震亨《丹溪心法》："脾具坤静之德，而有乾健之运。故能使心肺之阳降，肾肝之阴升，而成天地交之泰，是为无病。今也七情内伤，六淫外侵，饮食不节，房劳致虚，脾土之阴受伤，转运之官失职，胃虽受谷，不能运化，故阳自升阴自降，而成天地不交之否。清浊相混，隧道壅塞，郁而为热，热留为湿，湿热相生，遂成胀满。《经》曰臌胀是也。以其外虽坚满，中空无物，有似于鼓，其病胶固，难以治疗。又名曰蛊，若虫侵蚀之意。珪宜补脾，又须养肺金以制木，使脾无贼邪之患。滋肾水以制火，使肺得清化。"

2. 汪昂《医方集解》："此足太阴、阳明药也。厚朴、枳实行气而散满；黄连、黄芩泻热而消痞；姜黄、砂仁暖胃而快脾；干姜益阳而燥湿；陈皮理气而和中；半夏行水而消痰；知母治阳明独胜之火，润肾滋阴；茯苓、泽泻脾肾妄行之水，升清降浊；少加参、术、苓、草以补脾胃，使气运则胀消也。按此方乃合六君、四苓、泻心、二陈、平胃而为一方者，但分量有多寡，则所治有主客之异矣。"

3. 张璐《张氏医通》："东垣分消汤丸，一主温中散滞，一主清热利水，原其立方之旨，总不出《内经》平治权衡、去菀陈、开鬼门、洁净府等法。其方下所指寒胀，乃下焦阴气逆满，郁遏中焦阳气，有似乎阴之象，故药中虽用乌头之辛热，宣布五阳，为辟除阴邪之向导，即用连、柏之苦寒以降泄之。苟非风水肤胀脉浮，证起于表者，孰敢轻用开鬼门之法以鼓动其阴霾四塞乎。热胀用黄芩之轻扬以降肺热，则用猪苓、泽泻以利导之，故专以洁净府为务，无事开鬼门宣布五阳等法也。"

失笑丸

> 枳实消痞四君先，麦芽夏曲朴姜连，
> 脾寒虚热结心下，消痞除满功无边。

【方源】 《兰室秘藏》："治右关脉弦，心下虚痞，恶食懒倦；开胃进饮食。"

【组成】 干姜 3 克，炙甘草、麦芽、茯苓、白术各 6 克，半夏曲、人参各 9 克，厚朴 12 克（炙），枳实、黄连各 15 克。

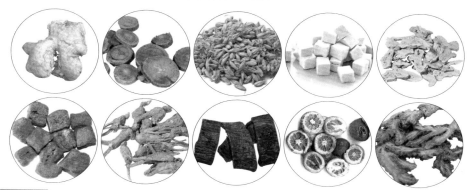

【用法】 研为细末，汤浸蒸饼为丸，梧桐子大，每服 50～70 丸，白汤下，食远服。

【释名】

1. 苦于痞痛而失去笑容，宜用本方治之。

2. 服用本方后，痞痛顿除，不禁失然而笑。

【功用】 消痞除满，健脾和胃。

【主治】 脾虚气滞，寒热互结证。心下痞满，不欲饮食，倦怠乏力，大便不畅，苔腻而微黄，脉弦。

【方义方解】 本方证因脾胃素虚，升降失职，寒热互结，气壅湿聚所致。常见心下痞满，不欲饮食，倦怠乏力，大便不畅等症。此属虚实相兼，寒热错杂，热重寒轻，实多虚少之证。治宜行气消痞，健脾补虚，平调寒热。方中枳实苦辛微寒，行气消痞为君；厚朴苦辛而温，行气除满为臣。二者合用，以增行气消痞除满之效。黄连苦寒清热燥湿而除痞、半夏曲辛温散结和胃、少佐干姜辛热温中祛寒，三味相伍，辛开苦降，平调寒热，共助枳、朴行气开痞除满之功；麦芽甘平，消食和胃；人参、白术、茯苓、炙甘草（四君子汤）益气健脾，祛湿和中，共为佐药。炙甘草还兼调药之用，亦为使药。全方用药有消有补，有寒有热，体现了消补兼施、辛开苦降的配伍特点。

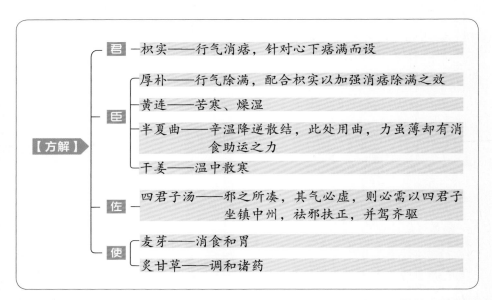

【方解】

君——枳实——行气消痞，针对心下痞满而设

臣
厚朴——行气除满，配合枳实以加强消痞除满之效
黄连——苦寒、燥湿
半夏曲——辛温降逆散结，此处用曲，力虽薄却有消食助运之力
干姜——温中散寒

佐——四君子汤——邪之所凑，其气必虚，则必需以四君子坐镇中州，祛邪扶正，并驾齐驱

使
麦芽——消食和胃
炙甘草——调和诸药

本方是从半夏泻心汤和枳术汤化裁而成。方中枳实、厚朴用量独重，则着重于行气消痞；且黄连用量大于干姜，其病当属热多寒少之证。较之健脾丸，虽皆属消补兼施之剂，但前方补重于消，本方则消重于补。虚实有轻重，消补有主次，处方用药务使消积不伤正，扶正不助满，以收祛邪扶正之功。

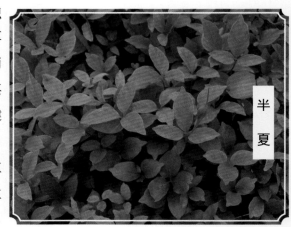

半夏

【运用】

1. **辨证要点** 本方为治疗脾虚气滞，寒热互结之心下痞满证的常用方。临床应用以心下痞满，食少倦怠，苔腻微黄为辨证要点。

2. **现代运用** 脾虚甚者，重用人参、白术以增益气健脾之功；偏寒者，减黄连，加重干姜用量，可再加高良姜、肉桂等以助温中散寒之力；胀满重者，可加陈皮、木香等以加强行气消胀之效。

3. **现代运用** 本方常用于慢性胃炎，慢性支气管炎，胃肠神经官能症等属脾虚气滞、寒热互结者。

【方论精粹】

1. 吴昆《医方考》："心下虚痞，恶食懒倦，右关脉弦者，此方主之。痞，与'否'同，不通泰也。《易》曰：'天地不交而成痞。'故肺气不降，脾气不运，升降不通，而名痞也。脾为邪气乘之，不足以胜谷，故令恶食。脾者卑藏，役气于四肢，而后肢体强健，脾病则不能致气于肢体，故令懒倦。弦，肝脉也，木来克土，故令右关脉弦。是方也，枳实、黄连、厚朴之苦，可以下气；半夏曲、干生姜之辛，可以行滞；人参、甘草、白术、茯苓之甘，可使健脾；麦蘖善消，则可以推陈而致新矣。"

2. 汪昂《医方集解·消导之剂》："此足太阴、阳明药也。枳实苦酸，行气破血；黄连苦寒，泻热开郁，并消痞之君药。厚朴苦降，散湿满而化食厚肠；麦芽咸温，助胃气而软坚破结；半夏燥痰湿而和胃；干姜去恶血而通关，皆所以散而泻之也。参、术、苓、草，甘温补脾，使气足脾运而痞自化，既以助散泻之力，又以固本使不伤真气也。"

3. 张秉成《成方便读》："夫满而不痛者为痞，痞属无形之邪，自外而入，客于胸胃之间，未经有形之痰血饮食互结，仅与正气搏聚一处为患。故以黄连、干姜并用，一辛一苦，一散一降，则无论寒热之邪，皆可开泄，二味实为治痞之主药。然痞结于中，则气壅湿聚，必渐至痰食交阻，故以枳实破气、厚朴散湿、麦芽化食、半夏行痰，自无胶固难愈之势。但邪之所凑，其气必虚，故必以四君子坐镇中州，祛邪扶正，并驾齐驱。故此方无论虚实之痞，皆可治之。用蒸饼糊丸者，以谷气助脾胃之蒸化耳。"

芎辛汤

【方歌】

> 芎辛汤中用蔓荆，白芷甘草与防风，
> 风邪上扰目肿痛，复后风去病能消。

【方源】 《兰室秘藏》："治两眼隐涩难开，羞明恶日，视物昏暗，赤肿而痛。"

【组成】 细辛 0.6 克，川芎、蔓荆子各 1.5 克，甘草、白芷各 3 克，防风 4.5 克。

【用法】 用水 300 毫升，煎至 150 毫升，临卧温服。

【主治】 两目隐涩难开，畏光恶日，视物昏暗，赤肿而痛。

【功用】 祛风止痛。

【方义方解】 本证因风寒遏阻所致，用防风、白芷、蔓荆子、川芎、细辛祛风散寒；甘草甘缓和中。诸药合用，共奏疏风散邪、消肿止痛之功，则诸症自愈。

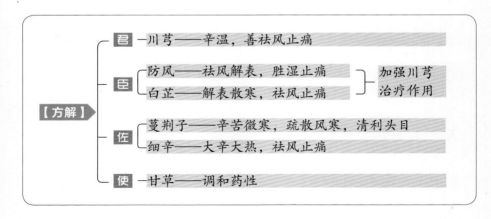

【方解】
- 君—川芎——辛温，善祛风止痛
- 臣
  - 防风——祛风解表，胜湿止痛 ┐
  - 白芷——解表散寒，祛风止痛 ┘ 加强川芎治疗作用
- 佐
  - 蔓荆子——辛苦微寒，疏散风寒，清利头目
  - 细辛——大辛大热，祛风止痛
- 使—甘草——调和药性

清空膏

【方歌】

> 清空芎草柴芩连，羌活升之入顶巅，
> 为末茶调如膏服，正偏头痛一时蠲。

【方源】 《兰室秘藏》："风湿热之邪，上壅头目，症见偏正头痛年深不愈，或风热上壅损目。"

【组成】 川芎 15 克，柴胡 21 克，黄连（炒）、羌活、防风各 30 克，炙甘草 45 克，黄芩 90 克（一半酒制）。

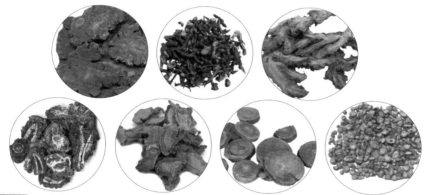

【用法】 上药共研细末。每服 4 克，放于盏内，加入茶汁少许调如膏状，临卧用开水送下。也可改用饮片作汤剂水煎服，各药用量按常规剂量酌定。

【功用】 和血疏风，清热祛湿。

【主治】 偏正头痛，年久不愈；及风退热上壅损目，脑痛不止者。

【方义方解】 头为诸阳之会，其象应天，喻作清空，本方专治风湿热邪上壅头目而头痛年久不愈者，名为"清空膏"。方中川芎辛香善升，活血行气；防风祛风止痛，为头痛之要药；羌活入足太阳经而疏风除湿；柴胡入足少阳经而升散解热，合川芎以止偏正头痛；黄芩、黄连苦寒泄热渗湿，酒炒而用，且与升散之品相配，则能上至巅顶而除头部湿热；炙甘草益气安中，缓痛和药；茶叶清利头目。诸药合用，可使清气上升，浊阴下降，风邪湿热俱去，则经年头痛可除。

君	黄芩	清热燥湿
臣	黄连	苦寒燥湿
	炙甘草	清热解毒，缓急止痛
	川芎	活血行气，祛风止痛
佐	羌活、防风	祛风胜湿止痛
	柴胡	升散解热
使	炙甘草	缓急止痛，调和药性

【运用】

1. **辨证要点** 主要用于治疗头痛症。临床应用以偏正头痛、面赤目痛，为其辨证要点。

2. **加减变化** 如少阴头痛，加细辛；太阴头痛、脉缓、有痰，去羌活、防风、川芎、甘草，加半夏；如偏头痛，服之不愈，减羌活、防风、川芎一半，加柴胡一倍；如自汗、发热、恶热而渴，此阳明头痛，只与白虎汤，加白芷。

3. **现代运用** 可用于血管神经性头痛、感冒、脑外伤后遗症所致的各种头痛，亦可用于因风湿热上攻所致的咽喉痛、耳目肿痛等症。

【方论精粹】

1. 费伯雄《医方论》："此则寓清凉于升散中，为治风热之大法。若阳明头痛、少阴厥痛、血虚头痛，又当别用方法矣。"

2. 汪汝麟《证因方论集要》："此足太阳少阳药也。头为六阳之会，其象为天，乃清空之位也。风寒湿热干之，则浊阴上壅而作实矣。羌、防入太阳。柴胡入少阳。皆辛轻上升祛风胜湿之药。川芎入厥阴，为通阴阳血气之使。甘草入太阴，散寒而缓痛。辛甘发散为阳也，芩、连苦寒以羌、防之属升之，则能去湿热于高巅之上矣。"

当归补血汤

【方歌】

> 当归补血东垣笺，黄芪一两归二钱，
> 血虚发热口烦渴，脉大而虚宜此煎。

【方源】 《内外伤辨惑论》："治肌热，燥热，口渴引饮，目赤面红，昼夜不息，脉洪大而虚，重按全无。《内经》曰：脉虚血虚；又云：血虚发热，证象白虎，惟脉不长实，有辨耳，误服白虎汤必死，此病得之饥困劳役。"

【组成】 黄芪 30 克，当归（酒洗）6 克。

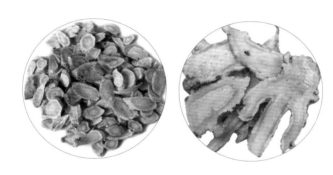

【用法】 以水 300 毫升，煎至 150 毫升，去滓，空腹时温服。

【功用】 补气生血。

【主治】 血虚阳浮发热证。肌热面赤，烦渴欲饮，脉洪大而虚，重按无力。亦治妇人经期、产后血虚发热头痛；或疮疡溃后，久不愈合者。

【方义方解】 本方证为劳倦内伤，血虚气弱，阳气浮越所致。血虚气弱，阴不维阳，则肌热面赤、烦渴引饮，此种烦渴，常时烦时止，渴喜热饮；脉洪大而虚、重按无力，是血虚气弱，阳气浮越之象，此为血虚发热的辨证关键。治宜补气生血，使气旺血生，虚热自止。方中重用黄芪，其用量五倍于当归，其义有二：本方证为阴血亏虚，以致阳气欲浮越散亡，此时，恐一时滋阴补血固里不及，阳气外亡，则重用黄芪补气而专固肌表，即"有形之血不能速生，无形之气所当急固"之理，此其一；有形之血生于无形之气，则用黄芪大补脾肺之气，以资化源，使气旺血生，此其二。配以少量当归养血和营，则浮阳秘敛，阳生阴长，气旺血生，而虚热自退。

至于妇人经期、产后血虚发热头痛，取其益气养血而退热。疮疡溃后，久不愈合，用本方补气养血，扶正托毒，有利于生肌收口。

《内外伤辨惑论》曰："血虚发热，证象白虎。"则本方应与白虎汤加以区别。白虎汤证是因于外感，热盛于内，病情属实；当归补血汤证由于内伤，为血虚气弱，病情属虚。因此，白虎汤证大渴而喜冷饮，身大热而大汗出，脉洪大而有力；当归补血汤证口渴则喜温饮，身虽热而无汗，脉大而虚，重按无力。所以《内外伤辨惑论》强调："惟脉不长实，有辨耳，误服白虎汤必死。"

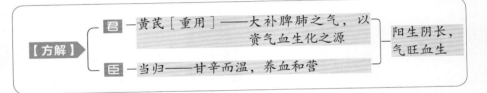

【方解】
君——黄芪［重用］——大补脾肺之气，以资气血生化之源
臣——当归——甘辛而温，养血和营
阳生阴长，气旺血生

◆至于妇人经期、产后血虚发热头痛，取其益气养血而退热。疮疡溃后，久不愈合，用本方以补气养血，扶正托毒，有利于生肌收口。

【运用】

1. **辨证要点**　本方为补气生血之基础方，也是体现李东垣"甘温除热"治法的代表方。临床应用时除肌热、口渴喜热饮、面赤外，以

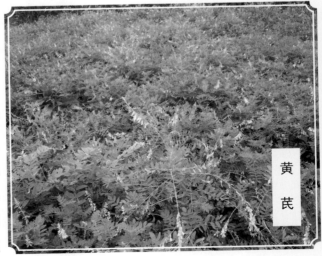

黄芪

脉大而虚，重按无力为辨证要点。

2．加减变化　若妇女经期，或产后感冒发热头痛者，加葱白、豆豉、生姜、大枣以疏风解表；若疮疡久溃不愈，气血两虚而又余毒未尽者，可加金银花、甘草以清热解毒；若血虚气弱出血不止者，可加煅龙骨、阿胶、山茱萸以固涩止血。

3．现代运用　本方可用于妇人经期、产后发热等属血虚阳浮者，及各种贫血、过敏性紫癜等属血虚气弱者。

4．使用注意　①阴虚发热证忌用。②此类虚热证，决不能误用表散清热之剂，治宜补气生血，使气旺血生，虚热自止。

【方论精粹】

1．吴昆《医方考》："血实则身凉，血虚则身热。或以饥困劳役，虚其阴血，则阳独治，故令肌热、目赤、面红、烦渴引饮。此证纯象伤寒白虎汤之证，但脉大而虚，非大而长，为可辨尔。《内经》所谓脉虚血虚是也。当归味厚，为阴中之阴，故能养血；而黄芪则味甘补气者也，今黄芪多于当归数倍，而曰补血汤者，有形之血不能自生，生于无形之气故也。《内经》曰：'阳生阴长'，是之谓尔。"

2．张璐《伤寒绪论》："气虚则身寒，血虚则身热，故用当归调血为主。然方中反以黄芪五倍当归者，以血之肇始本乎营卫也。每见血虚发热，取发散之药则热转剧，得此则决然自汗而热除者，以营卫和则热解，热解则水谷之津液，皆化为精血矣。"

3．汪昂《医方集解》："此足太阴、厥阴药也。当归气味俱厚，为阴中之阴，故能滋阴养血。黄芪乃补气之药，何以五倍于当归而又云补血汤乎？盖有形之血，生于无形之气，又有当归为引，则从之而生血矣。经曰阳生则阴长，此其义耳。切庵曰：病本于劳役，不独伤血，而亦伤气，故以二药兼补之也。"

4．陈修园《时方歌括》："凡轻清之药皆属气分，味甘之药皆能补中。黄芪质轻而味微甘，故略能补益，《神农本草经》以为主治大风，可知其性矣。此方主以当归之益血，倍用黄芪之轻清走表者为导，俾血虚发热，郁于皮毛而不解者，仍从微汗泄之。故症象白虎，不再剂而热即如失也。"

升阳除湿防风汤

【方歌】

> 升阳除湿防风汤，白术苍术与茯苓，
> 健脾止泻佐白芍，腹泻便血可两瘥。

【方源】 《脾胃论》："大便闭塞，或里急后重，数至圊而不能便，或少有白脓，或少有血，慎勿利之，利之则必致重病，反郁结而不通也，以此汤升举其阳，则阴自降矣。"

【组成】 防风6克，白术、茯苓、白芍各3克，苍术12克（一法用120克）。

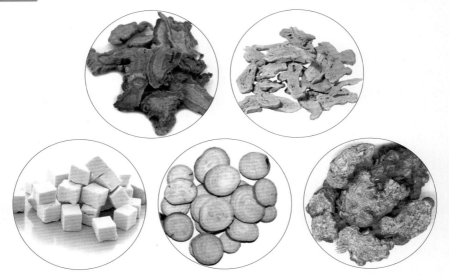

【用法】 水煎服。每日1剂，日服几次，食前空腹服。

【功用】 健脾燥湿，升阳和血。

【主治】 肠澼下血、大便闭塞或里急后重、或少有脓或少有血。

【方义方解】 方用苍术健脾燥湿为主药；配以防风、茯苓、白术、白芍祛风和血利湿。合而用之，共奏健脾燥湿，升阳和血之功。

君	苍术	燥湿健脾
臣	白术	燥湿利水，健脾益气
	茯苓	健脾渗湿
佐	防风	胜湿升阳
	白芍	柔肝止痛

【运用】

1. **辨证要点** 主要用于治疗腹泻便血等症。临床应用以肠澼下血、里急后重、便下有脓血为其辨证要点。

2. **加减变化** 若腹痛甚者，加木香、延胡索、乌药；泄泻甚者，加灶心土、煨肉果；脓血便甚者，加白头翁、秦艽、地绵草；病久体虚者，加党参、黄芪。一般慢性结肠炎，加黄芩、黄连；消化不良者，加焦山楂、焦麦芽。

3. **现代运用** 可用于慢性结肠炎、细菌性痢疾、肠功能紊乱等病症。

【方论精粹】

1. 汪昂《医方集解》："此足太阴、阳明药也，苍术辛温燥烈，升清阳而开诸郁，故以为君；白术甘温，茯苓甘淡，佐之以健脾利湿；防风辛温胜湿而升阳；白芍酸寒敛阴而和脾也。"

2. 吴昆《医方考》："风能胜湿，故用防风；燥能制湿，故用二术；淡能利湿，故用茯苓；土病木乘，故用芍药。又曰：久风入中，则为肠风飧泄，故用防风；伐肝疏脾，非酸不可，故用芍药。"

通关丸

【方歌】

溺癃不渴下焦疏，知柏同行肉桂扶，
丸号通关能利水，又名滋肾补阴虚。

【方源】 《兰室秘藏》卷下："如不渴而小便不通者，热在下焦血分，故不渴而大燥小便不通也。"

【组成】 黄柏（盐）、知母（盐）各30克，肉桂1.5克。

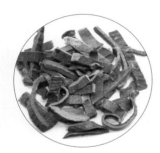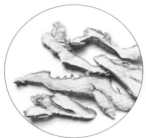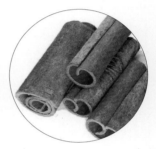

【用法】 上药共研细末，水或炼蜜泛为丸。每服6克，每服2次，开水送服。

【功用】 清热滋肾，通利小便。

【主治】 湿热蕴结膀胱，癃闭不通，小腹胀满，或尿道涩痛。

【方义方解】 本方证为热蕴膀胱，气化不利，兼有阴伤。李东垣曰："热在下焦，填塞不便，须用感北方寒水之化，气味俱阴之药，以除其热，泄其闭塞"（《兰室秘藏》卷下）。因此治宜清热滋阴，通关利尿。方中黄柏苦寒，入肾与膀胱，善清下焦之热，使热去而津存，为君药。正如罗美所说："此时以六味补水，水不能遽生也；以生脉保金，金不免犹燥也。惟急用黄柏之苦以坚肾，则能杀龙家之沸火，是谓浚其源而安其流"（《古今名医方论》卷4）。知母苦寒而质润多脂，寒可清热，以增强黄柏清泄下焦邪热之功；且可滋阴养液，使已伤之津液得补，阴足阳化，气化出矣，为臣药。肉桂辛热，

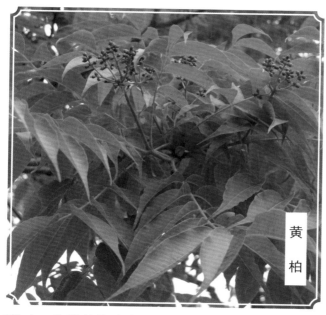

黄柏

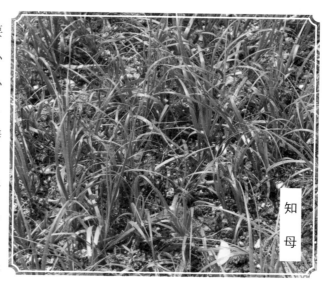

知母

既可引火归源，使火安其位，不肆虐伤津；又可通阳化气，使膀胱气化得行而小便自通，为佐药。李畴人谓："知母、黄柏苦寒，泻下焦相火而平虚热，少用肉桂通阳化气，则肾阳振动，膀胱气化得力，使知、柏纯阴不致呆滞。乃滋肾在知、柏，通关在肉桂"（《医方概要》）。其说甚为确当。诸药相合，共奏清热滋阴、通关利尿之功。原书有"如有小便利，前阴中如刀刺痛，当有恶物下为验"字样，此恶物指血丝、血条或血块等，乃热在下焦，灼伤血络，血液离经外出而致。本方具有清热滋阴，振奋肾阳，化气行水之功，可使下关通，小便利，主治下焦肾与膀胱阴分受热，闭塞其流所致之小便不通，名为通关丸。

【运用】

1. **辨证要点**　主要用于治疗湿热蕴结，小便癃闭。临床应用以小便癃闭不通，口不渴，或见尿道涩痛，为其辨证要点。

2. **加减变化**　肝肾亏损甚者，加女贞子、旱莲草，夹瘀血阻络者，加当归、穿山甲，兼湿热下注者，加滑石、栀子、甘草、车前子，气血两虚者，加当归、炙黄芪，有血尿者，加白茅根、大蓟、小蓟。

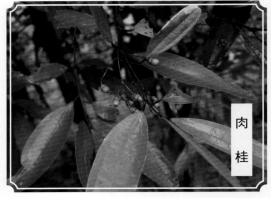

肉桂

3. **现代运用** 常用于治疗前列腺炎、前列腺肥大所致的尿闭不通，排尿功能紊乱等病症。

4. **使用注意** 脾虚食少便溏者，不宜使用本方；尿道瘀阻，肾气虚弱而致的小便不通，不宜使用本方。

【方论精粹】

1.《兰室秘藏》："如不渴而小便不通者，热在下焦血分，故不渴而大躁，小便不通也。热闭于下焦者，肾也，膀胱也。乃阴中之阴，阴受热邪，闭塞其流。易上老云，寒在胸中，遏绝不入，热在下焦，填塞不便。须用感北方寒水之化，气味俱阴之药，以除其热，泄其闭塞。《内经》云：'无阳则阴无以生，无阴则阳无以化。'若服淡渗之药，其性乃阳中之阴，非纯阳之剂。阳无以化，何能补重阴之不足也？须用感地之水运而生大苦之味，感天之寒药而生大寒之气。此气味俱阴，乃阴中之阴也。大寒之气，人禀之生膀胱。寒水之运，人感之生肾。此药能补肾与膀胱。受阳中之阳，热火之邪，而闭其下焦，使小便不通也。夫用大苦寒之药，治法当寒因热用。又云，必伏其所主而先其所因。其始则气同，其终则气异也。"

2. 虞抟《医学正传》："上二味气味俱阴，以同肾气，故能补肾而泻下焦火也。桂与火邪同体，故以寒因热用。凡病在下焦者，皆不渴也。"

3. 吴昆《医方考》："肾火起于涌泉之下者，此方主之。热自足心直冲股内而入腹者，谓之肾火，起于涌泉之下。知、柏苦寒，水之类也，故能滋益肾水；肉桂辛热，火之属也，故能假之反佐。此《易》所谓'水流湿、火就燥'也。"

4. 王肯堂《证治准绳·类方》："《内经》曰：'热者寒之'。又云：'肾恶燥，急食辛以润之。'以黄柏之苦寒，泻热补水润燥，故以为君；以知母之苦寒，泻肾火，故以为佐；肉桂辛热，寒因热用也。"

地龙散

【方歌】

地龙散用当归桃，羌独麻桂苏木合，
黄柏甘草一并入，瘀血祛除风邪平。

【方源】 《兰室秘藏》："妇人气血不调，腹中积聚，瘀血疼痛。"

【组成】 肉桂、地龙各 1.2 克，黄柏、甘草、独活各 3 克，羌活 6 克，苏木 1.8 克，麻黄 1.5 克，桃仁 6 个，当归 0.3 克。

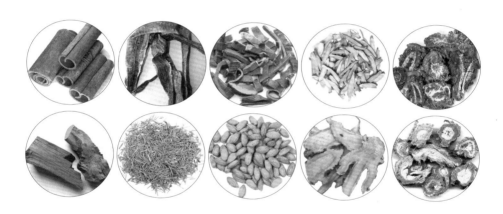

【用法】 上药研为粗末。用水 250 毫升，煎至 125 毫升，去滓温服。

【功用】 活血通络，祛除风湿。

【主治】 腰脊痛或扑打损伤，从高坠下，瘀血积于太阳经中，或胫腨臂股中痛不可忍，鼻塞不通者。

【方义方解】 本证因跌打损伤、瘀血内阻所致，则用羌活、独活、麻黄、桂枝温通经络；黄柏清湿热；桃仁、苏木、当归活血化瘀；地龙通络止痛；甘草清热和中。诸药合用，瘀血得去，风邪得散，则诸症自愈。

黄芪人参汤

【方歌】

> 黄芪人参汤陈皮，二术当归味神曲，
> 升麻黄柏甘麦冬，湿去津升清阳升。

【方源】 《脾胃论》："夫脾胃虚弱，必上焦之气不足，遇夏天气热盛，损伤元气，怠惰嗜卧，四肢不收，精神不足，两脚痿软，遇早晚寒厥，日高之后，阳气将旺，复热如火，乃阴阳气血俱不足，故或热厥而阴虚，或寒厥而气虚。口不知味，目中溜火，而视物晾晾无所见。小便频数，大便难而结秘。胃脘当心而痛，两胁痛或急缩。脐下周遭，如绳束之急，甚则如刀刺，腹难舒伸。胸中闭塞，时显呕哕，或有痰嗽，口沃白沫，舌强。腰、背、胛眼皆痛，头痛时作。食不下，或食入即饱，全不思食。自汗尤甚，若阴气覆在皮毛之上。皆天气之热助本病也，乃庚大肠，辛肺金为热所乘而作。当先助元气，理治庚辛之不足，黄芪人参汤主之。"

【组成】 黄芪（如自汗过多，更加 3 克）3 克，升麻 1.8 克，人参（去芦）、陈皮（不去白）、麦冬（去心）、苍术（无汗更加 1.5 克）、白术各 1.5 克，黄柏（酒洗，以救水之源）、炒神曲各 0.9 克，当归（酒洗）、炙甘草各 0.6 克，五味子 9 个。

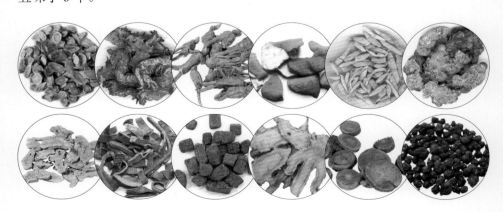

【用法】 上药切细。都和一服，水 400 毫升，煎至 200 毫升，去渣，稍热服，食远或空腹服之。忌酒、湿面、大料物之类，及过食冷物。

【功用】 补益脾肺，祛湿和中。

【主治】 脾胃虚弱，元气不足，感受湿热。

【方义方解】 黄芪、人参、白术、炙甘草补气健脾；当归补血和阳，麦冬、五味子生津；苍术燥湿，陈皮、炒神曲消食和中；黄柏清热，升麻升阳。诸药合用，使脾胃气虚得补，清阳得升，气机得伸，则诸症自愈。

当 归
药 材 档 案

别名：云归、西当归、秦归、马尾归、岷当归。

药材特征：本品略呈圆柱形，下部有支根 3 ～ 5 条或更多，长 15 ～ 25 厘米。表面黄棕色至棕褐色，具纵皱纹和横长皮孔样突起。根头（归头）直径 1.5 ～ 4 厘米，具环纹，上端圆钝，有紫色或黄绿色的茎和叶鞘的残基；主根（归身）表面凹凸不平；支根（归尾）直径 0.3 ～ 1 厘米，上粗下细，多扭曲，有少数须根痕。质柔韧，断面黄白色或淡黄棕色，皮部厚，有裂隙和多数棕色点状分泌腔，木部色较淡，形成层环黄棕色。有浓郁的香气，味甘、辛、微苦。

柴性大、干枯无油或断面呈绿褐色者不可供药用。

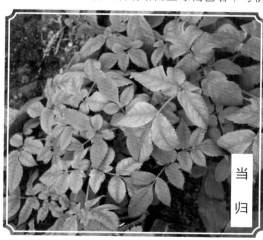

当归

性味归经：甘、辛、温。归肝、心、脾经。

功效主治：补血活血，调经止痛，润肠通便。适用于血虚萎黄，眩晕心悸，月经不调，经闭痛经，虚寒腹痛，风湿痹痛，肠燥便秘，跌仆损伤，痈疽疮疡。酒当归活血通经。适用于经闭痛经，风湿痹痛，跌仆损伤。

朱砂安神丸

【方歌】

> 朱砂安神东垣方，归连甘草合地黄，
> 怔忡不寐心烦乱，清热养阴可复康。

【方源】 《兰室秘藏》："心神烦乱怔忡，兀兀欲吐，胸中气乱而热，有似懊恼之状。皆膈上血中伏火，蒸蒸然不安，宜用权衡法，以镇阴火之浮越，以养上焦之元气。"

【组成】 朱砂（水飞，为衣）15克，炙甘草16克，黄连18克，当归8克，生地黄4.5克。

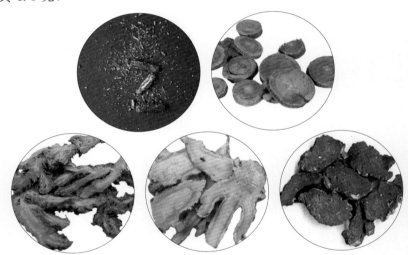

【用法】 上除朱砂外，余药为末，汤浸蒸饼为丸，黍米大，再用朱砂为衣。每服6～9克，睡前开水送下，亦可水煎服，用量按病情酌减，朱砂以不超过3克为宜。

【功用】 镇心安神，清热养血。

【主治】 心火亢盛，阴血不足证。失眠多梦，惊悸怔忡，心烦神乱，或胸中懊恼，舌尖红，脉细数。

【方义方解】 本方证乃因心火亢盛，灼伤阴血所致。心火亢盛则心神被扰，阴血不足则心神失养，则见失眠多梦、惊悸怔忡、心烦等症；舌红，脉细数是心火盛而阴血虚之征。治当泻其亢盛之火，补其阴血之虚而安神。方中朱砂甘寒质重，专入心经，寒能清热，重可镇怯，既能重镇安神，又可清心火，治标之中兼能治本，是为君药。黄连苦寒，入心经，清心泻火，以除烦热为臣。君、臣相伍，重镇以安神，清心以除烦，以收泻火安神之功。佐以生地黄之甘苦寒，以滋阴清热；当归之辛甘温润，以补血，合生地黄滋补阴血以养心。使以炙甘草调药和中，以防黄连之苦寒、朱砂之质重碍胃。合而用之，标本兼治，清中有养，使心火得清，阴血得充，心神得养，则神志安定，是以"安神"名之。

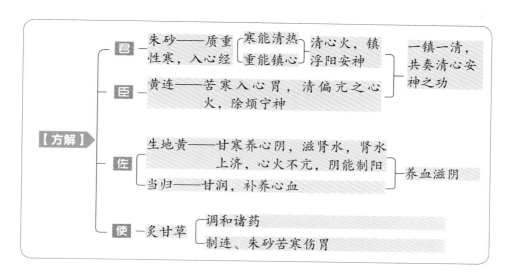

【方解】

君 — 朱砂——质重性寒，入心经 { 寒能清热 重能镇心 } 清心火，镇浮阳安神 } 一镇一清，共奏清心安神之功

臣 — 黄连——苦寒入心胃，清偏亢之心火，除烦宁神

佐 — 生地黄——甘寒养心阴，滋肾水，肾水上济，心火不亢，阴能制阳 } 养血滋阴
当归——甘润，补养心血

使 — 炙甘草 { 调和诸药 制连、朱砂苦寒伤胃

【运用】

1. **辨证要点** 本方是治疗心火亢盛，阴血不足而致神志不安的常用方。临床应用以失眠，惊悸，舌红，脉细数为辨证要点。

2. **现代运用** 若胸中烦热较甚，加栀子、莲子心以增强清心除烦之力；兼惊恐，宜加生龙骨、生牡蛎以镇惊安神；失眠多梦者，可加酸枣仁、柏子仁以养心安神。

3. **现代运用** 本方常用于神经衰弱所致的失眠、心悸、健忘，抑郁症引起的神志恍惚，及心脏期前收缩所致的心悸、怔忡等属于心火亢盛，阴血不足者。

4. **使用注意**　方中朱砂含硫化汞，不宜多服、久服，以防汞中毒；阴虚或脾弱者不宜服。

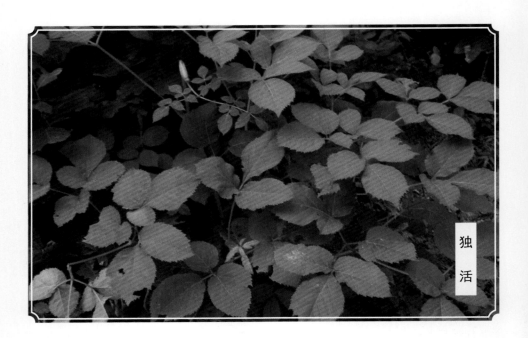

独活

【方论精粹】

1. 吴谦《医宗金鉴·删补名医方论》："朱砂具光明之体，色赤通心，重能镇怯，寒能胜热，甘以生津，抑阴火之浮游，以养上焦之元气，为安神之第一品。心苦热，配黄连之苦寒，泻心热也，更佐甘草之甘以泻之。心主血，用当归之甘温，归心血也，更佐地黄之寒以补之。心血足则肝得所藏而魂自安；心热解则肺得其职而魄自宁也。"

2. 唐宗海《血证论》："朱砂之重以镇怯，黄连之苦以清热，当归之辛以养血，更取甘草之甘，以制黄连之太过，地黄之润以助当归所不及。合之养血清火，安镇心神，怔忡心烦不寐之症可以治之。"

羌活胜湿汤

【方歌】

> 羌活胜湿羌独芎，甘蔓藁本及防风，
> 湿气在表头腰重，发汗升阳有异功。

【方源】 《脾胃论》卷上："如肩背痛，不可回顾，此手太阳气郁而不行，以风药散之。如背痛项强，腰似折，项似拔，上冲头痛者，乃足太阳经之不行也，以羌活胜湿汤主之。"

【组成】 羌活、独活各 6 克，藁本、防风、炙甘草各 3 克，蔓荆子 2 克，川芎 1.5 克。

【功用】 祛风，胜湿，止痛。

【主治】 风湿在表之痹证。肩背痛不可回顾，头痛身重，或腰脊疼痛，难以转侧，苔白，脉浮。

【方义方解】 本方主治为风湿在表，其证多由汗出当风，或久居湿地，风湿之邪侵袭肌表所致。风湿之邪客于太阳经脉，经气不畅，致头痛身重、或腰脊疼痛、难以转侧。风湿在表，宜从汗解，则以祛风胜湿为法。方中羌活、独活共为君药，二者皆为辛苦温燥之品，其辛散祛风，味苦燥湿，性温散寒，则皆可祛风除湿、通利关节。其中羌活善祛上部风湿，独活善祛下部风湿，两药相合，能散一身上下之风湿，通利关节而止痹痛。臣以防风、藁本，入太阳经，祛风胜湿，且善止头痛。佐以川芎活血行气，祛风止痛；蔓荆子祛风止痛。使用甘草调和诸药。综合全方，以辛苦温散之品为主组方，共奏祛风胜湿之效，使客于肌表之风湿随汗而解。

本方与九味羌活汤均可祛风胜湿，止头身痛。但九味羌活汤解表之力较本方为著，且辛散温燥之中佐以寒凉清热之品，则主治外感风寒湿邪兼有里热之证，以恶寒发热为主，兼口苦微渴；本方善祛一身上下之风湿，而解表之力较弱，则主治风湿客表之证，以头身重痛为主，表证不著。

君	羌活	祛风胜湿止痛，入太阳经
	独活	祛风湿止痛，入少阴经
臣	防风	走十二经，祛风胜湿止痛很好
	川芎	治头痛，既祛风止痛，又活血止痛
佐	藁本	治巅顶头痛也能祛风寒止痛，止痛力量较好，
	蔓荆子	治头痛
使	甘草	调和药性

【运用】

1．辨证要点　本方长于祛风胜湿止痛，主治风湿在表之头身重痛而表证不明显者。临床应用以头身重痛或腰脊疼痛，苔白脉浮为辨证要点。

2．加减变化　若湿邪较重，肢体酸楚甚者，可加苍术、细辛以助祛湿通络；郁久化热者，宜加黄芩、黄柏、知母等清里热，故凡关节之病，非风药不可。

3．现代运用　本方适用于风湿性关节炎、类风湿性关节炎、骨质增生症、强直性脊柱炎等属风湿在表者。

【方论精粹】

1．吴昆《医方考》："外伤于湿，一身尽痛者，此方主之。脾胃虚弱，湿从内生者，二陈、平胃之类主之；水停于膈，湿盛濡泻者，六一、五苓之类主之；水渗皮肤，肢肿黄胀者，五皮、茵陈之类主之。今湿流关节，非上件所宜矣。经曰：'风胜湿'。故用羌、防、藁、独、芎、蔓诸风药以治之。以风药而治湿，如卑湿之地，风行其上，不终日而湿去矣。又曰：'无窍不入，惟风为能'，故凡关节之病，非风药不可。"

2．张璐《张氏医通》："此治头项之湿，故用羌、防、芎、藁一派风药，以祛上盛之邪。然热虽上浮，湿本下注，所以复用独活透达少阴之经。其妙用尤在缓取微似之汗，故剂中加用甘草，以缓诸药辛散之性，则湿注之邪，亦得从中缓去，无藉大开汗孔，急祛风邪之法，使肌腠餧弱无力，湿邪因之内缩，但风去而湿不去也。"

厚朴温中汤

【方歌】

> 厚朴温中陈草苓，干姜草蔻木香停，
> 煎服加姜治腹痛，虚寒胀满用皆灵。

【方源】　《内外伤辨惑论》："治脾胃虚寒，心腹胀满及秋冬客寒犯胃，时作疼痛。"

【组成】　厚朴、陈皮（去白）各 30 克，炙甘草、茯苓（去皮）、草豆蔻、木香各 15 克，干姜 2 克，生姜 3 片。

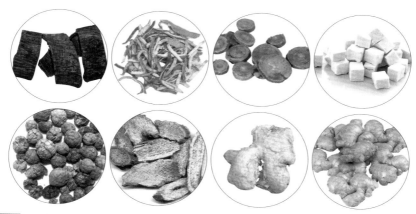

【用法】　合为粗散，每五钱匕（10 克），水 300 毫升，煮至 150 毫升，去滓温服，食前。忌一切冷物。

【功用】　行气温中，燥湿除满。

【主治】　寒湿气滞证。脘腹胀满或疼痛，不思饮食，舌苔白腻，脉沉弦。

【方义方解】　本方证因脾胃伤于寒湿所致。寒性凝滞，湿性黏腻，易阻气机，若寒湿着而不行，困于脾胃，则致脾胃气机阻滞，升降失常，遂成脘腹胀满或疼痛、不思饮食、四肢倦怠等症。寒不温不去，湿不燥不除，气不行不畅，则当行其气、温其中、祛其寒、燥其湿。方中厚朴辛苦温燥；行气消胀，燥湿除满为君药。草豆蔻辛温芳香，温中散寒，燥湿运脾为臣药。陈皮、木香行气宽中，助厚朴消胀除满；干姜、生姜温脾暖胃，助草豆蔻散寒止痛；茯苓渗湿健脾，均为佐药。甘草益气和中，调和诸药，功兼佐使。诸药合用，共成行气除满，温中燥湿之功，使寒湿得除，气机调畅，脾胃复健，则痛胀自解。

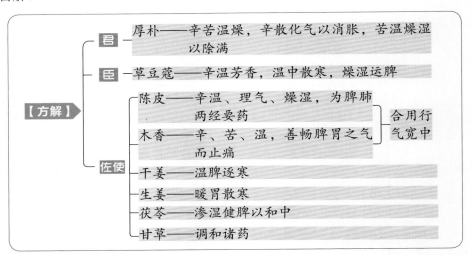

【方解】

君——厚朴——辛苦温燥，辛散化气以消胀，苦温燥湿以除满

臣——草豆蔻——辛温芳香，温中散寒，燥湿运脾

佐使——陈皮——辛温、理气、燥湿，为脾肺两经要药
木香——辛、苦、温，善畅脾胃之气而止痛 ｝合用行气宽中
干姜——温脾逐寒
生姜——暖胃散寒
茯苓——渗湿健脾以和中
甘草——调和诸药

【运用】

1. **辨证要点**　本方为治疗脾胃寒湿气滞的常用方。临床应用以脘腹胀痛，舌苔白腻为辨证要点。本方重点在于温中，对于客寒犯胃致脘痛呕吐者，亦可用之。

2. **加减变化**　若痛甚者，可加肉桂、高良姜以温中散寒止痛；兼身重肢肿者，可加大腹皮以下气利水消肿。

3. **现代运用**　本方常用于慢性肠炎、慢性胃炎、胃溃疡、妇女白带等属寒湿气滞者。

【方论精粹】

秦伯未《谦斋医学讲稿》："胃寒痛，指饮食生冷和直接受寒气引起的胃痛。骤然胃脘作痛，喜手按及饮热汤，痛无休止，伴见呕吐清水，畏寒，手足不温，脉象沉迟，舌苔白腻。这种胃痛由于中焦受寒所致，属于实证，治宜温中散寒法，用厚朴温中汤。如兼饮食不慎，寒食交阻，疼痛更剧，可酌加神曲、山楂等帮助消化。"

天台乌药散

【方歌】

> 天台乌药木茴香，巴豆制楝青槟姜，
> 行气疏肝止疼痛，寒疝腹痛是良方。

【方源】 《医学发明》："治男子七疝，痛不可忍，妇人瘕聚带下，皆任脉所主阴经也。乃肾肝受病，治法同归于一。"

【组成】 天台乌药、木香、小茴香（微炒）、青皮（汤浸，去白，焙）、高良姜（炒）各15克，槟榔（锉）9克，川楝子（炒）、巴豆（炒）各12克。

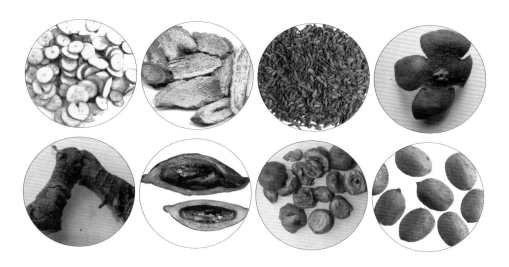

【用法】 上八味，先将巴豆微打破，同川楝子用麸炒黑，去巴豆和麸皮不用，合余药共研为末，和匀，每服一钱（3克）温酒送下。（现代用法：巴豆与川楝子同炒黑，去巴豆，水煎取汁，冲入适量黄酒服）。

【功用】 行气疏肝，散寒止痛。

【主治】 小肠疝气，少腹引控睾丸而痛，偏坠肿胀。或少腹疼痛，苔白，脉弦。

【方义方解】 足厥阴肝经，络于阴器，上抵少腹，若寒邪侵犯厥阴肝经，肝气郁滞，易发为小肠疝气。则有"诸疝皆归肝经"之说。张景岳谓"治疝必先治气"，因此，治疝之法总不离乎理气疏肝，行气散寒之法。方中乌药辛温，入厥阴肝经，行气疏肝，散寒止痛，为君药。青皮疏肝理气，小茴香暖肝散寒，高良姜散寒止痛，木香行气止痛，四药辛温芳香，合而用之，加强乌药行气疏肝，散寒止痛之功，共为臣药。槟榔行气导滞，直达下焦而破坚；苦寒之川楝子与辛热之巴豆同炒，去巴豆而用川楝子，既可制其苦寒之性，又增其行气散结之力，共为佐使药。诸药合用，使寒凝得散，气滞得疏，肝络调和，则疝痛自愈。

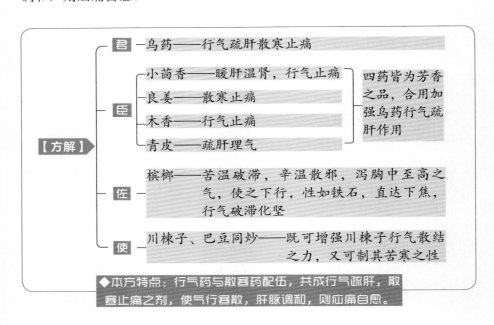

【方解】

君 ——乌药——行气疏肝散寒止痛

臣 ——小茴香——暖肝温肾，行气止痛
　　 ——良姜——散寒止痛
　　 ——木香——行气止痛
　　 ——青皮——疏肝理气
　　　　　　　　　　　　　　四药皆为芳香之品，合用加强乌药行气疏肝作用

佐 ——槟榔——苦温破滞，辛温散邪，泻胸中至高之气，使之下行，性如铁石，直达下焦，行气破滞化坚

使 ——川楝子、巴豆同炒——既可增强川楝子行气散结之力，又可制其苦寒之性

◆本方特点：行气药与散寒药配伍，共成行气疏肝，散寒止痛之剂，使气行寒散，肝脉调和，则疝痛自愈。

【运用】

1. **辨证要点**　本方为治寒滞肝脉所致疝痛之常用方。临床应用以少腹痛引睾丸，舌淡苔白，脉沉弦为辨证要点。（反映出主证加佐证，佐证体现出实证、寒症的特点）

2. **加减变化**　用于睾丸偏坠肿胀，寒凝气滞比较突出者加荔枝核，橘核；寒甚，加肉桂、吴茱萸。（反映出疼痛剧烈，手足逆冷，微寒。肉桂善温下焦，吴茱萸走肝经，也能温肝散寒。）

3. **现代运用** 本方常用于腹股沟疝、睾丸炎、附睾炎、胃及十二指肠溃疡、慢性胃炎等属寒凝气滞者。

4. **使用注意** 本方辛散温通力强，实热证者慎用。方中巴豆不宜直接投入方中使用，以免引起腹泻，甚至中毒。

【方论精粹】

1. 张秉成《成方便读》："夫治疝之法，皆不外暖下祛寒，逐湿行气。然阴寒之气，若与厥阴之或血、或痰凝结为积者，又非前药所能卒除，则必以推荡之品，从其性而温下之，方能有效。方中乌药、木香辛温香烈，善行善散，能上能下，以宣气中之滞。茴香暖下而祛寒，良姜温中而止痛，青皮入肝破气，槟榔导积下行。其妙在用巴豆与川楝二味同炒，去巴豆不用，但取其荡涤攻坚、刚猛直前之性味，同川楝入肝，导之下行，又不欲其直下之意。"

2. 李畴人《医方概要》："乌药、大茴、木香、青皮并疏通厥阴之气，槟榔沉降破坚，良姜辛通化肝胃之寒结，巴豆泻寒积而破结气，引以川楝之苦寒入厥阴。全方并温通厥、少气分而化寒痰结气者也，故能治睾丸肿胀、寒疝下坠、气结不通作痛之病。亦治气厥、寒厥。或加麝香三厘调服更妙。"

3. 汪昂《医方集解》："此足厥阴、手太阴药也。乌药散膀胱冷气，能消肿止痛；川楝导小肠邪热，引小便下行；木香、青皮行气而平肝；良姜、茴香散寒而暖肾；槟榔性如铁石，能下水溃坚；巴豆斩关夺门，破血瘕寒积；皆行气祛湿散寒之品也。"

4. 《方剂学》："乌药行气疏肝，散寒止痛，为君药；配入木香、小茴香、青皮、高良姜一派辛温芳香之品，行气散结，祛寒除湿，以加强行气疏肝、散寒止痛之力，共为臣药；更以槟榔直达下焦，行气化滞破坚；以苦寒之川楝子与辛热之巴豆同炒，去巴豆而用川楝子，既可减去川楝子之寒，又能增强其行气散结之功，共为佐使药。诸药合用，使寒凝得散，气滞得疏，肝络和调，则疝痛自愈。"

草豆蔻丸

【方源】 《脾胃论》："治脾胃虚而心火乘之，不能滋荣上焦元气，遇冬肾与膀胱之寒水旺时，子能令母实，致肺金大肠相辅而来克心乘脾胃，此大复其仇也。"

【组成】 泽泻0.3克（小便数，减半），柴胡0.6～1.2克，神曲、姜黄各1.2克，当归、生甘草、熟甘草、青皮各1.8克，桃仁（汤洗，去皮、尖）2.1克，白僵蚕、吴茱萸（汤洗去苦烈味，焙干）、益智仁、黄芪、陈皮、人参各2.4克，半夏（汤洗七次）3克，草豆蔻仁（面裹烧，面熟为度，去皮用仁）4.2克，麦蘗面（炒黄）4.5克。

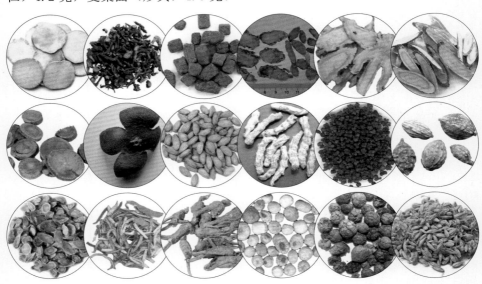

【用法】 上药十八味，同为细末，桃仁另研如泥，再同细末一处研均，汤浸蒸饼为丸，如梧桐子大。每服30～50丸，白开水送下。

【功用】 温中行气，活血止痛。

【主治】 脾胃气虚，恶风怕寒，耳鸣，腰背疼痛，鼻息不通，不闻香臭，额寒脑痛，目眩，食入反出，心胃疼痛，咽膈不通，四肢厥逆，身体沉重，不能转侧，头项转动不利。

【方义方解】　本证表现较为复杂，其病机为脾胃虚寒，则用草豆蔻、吴茱萸、益智仁、半夏温中止痛和胃；麦蘖面、神曲消食和中；黄芪、人参、熟甘草益气健脾；青皮、陈皮、姜黄、当归、桃仁理气活血止痛；柴胡、白僵蚕祛风通络；生甘草清热补中；泽泻渗水利湿。全方合用，共奏温中行气、活血止痛之功。

【方论精粹】

1.《脾胃论》："经云：'大胜必大复'。故皮毛血脉分肉之间，元气已绝于外，又大寒大燥二气并乘之，则苦恶风寒，耳鸣，及腰背相引胸中而痛，鼻息不通，不闻香臭，额寒脑痛，目时眩，目不欲开。腹中为寒水反乘，痰唾沃沫，食入反出，腹中常痛，及心胃痛，胁下急缩，有时而痛，腹不能努，大便多泻而少秘，下气不绝，或肠鸣，此脾胃虚之极也。胸中气乱，心烦不安，而为霍乱之渐。膈咽不通，噎塞，极则有声，喘喝闭塞。或日阳中，或暖房内稍缓，口吸风寒则复作。四肢厥逆，身体沉重，不能转侧，头不可以回顾，小便溲而时躁。此药主秋冬寒凉大复气之药也。"

2.《内外伤辨惑论》："草豆蔻丸治秋冬伤寒冷物，胃脘当心而痛，上支两胁，膈咽不通。草豆蔻（面裹煨，去皮取仁）、枳实（麸炒黄色）、白术以上各一两，大麦蘖（面炒黄色）、半夏（汤洗七次，晒干）、黄芩（刮去皮，生）、神曲（炒黄色）以上各五钱，干生姜、橘皮、青皮以上各二钱，炒盐五分。上为极细末，汤浸饼为丸。如绿豆大，每服五十丸，白汤下，量所伤多少，加减服之。如冬月用，别作一药。不用黄芩，岁火不及，又伤冷物，加以温剂，是其治也。然有热物伤者，从权以寒药治之，随时之宜，不可不知也。

3. 罗天益《卫生宝鉴》："草豆蔻丸治胃脘当心而痛。草豆蔻（面裹煨熟）四钱，生甘草三分，半夏一钱，大麦蘖一钱半，益智、陈皮、吴茱萸（汤泡去苦）、僵蚕、黄芪各八分，桃仁七分，青皮、当归身各六分，曲末四分，姜黄四分，人参八分，熟甘草六分，泽泻一分，柴胡（详胁下痛多少加之）四分。上十八味，除桃仁另研如泥外，为极细末，同研，汤浸蒸饼为丸如桐子大，每服二十丸，熟汤送下，旋斟酌多少服之。"

清神益气汤

【方源】 《脾胃论》："戊申六月初，枢判白文举年六十二，素有脾胃虚损病，目疾时作，身面目睛俱黄，小便或黄或白，大便不调，饮食减少，气短上气，怠惰嗜卧，四肢不收。至六月中，目疾复作，医以泻肝散下数行而前疾增剧。予谓大黄、牵牛，虽除湿热，而不能走经络。下咽，不入肝经，先入胃中。大黄苦寒，重虚其胃；牵牛其味至辛，能泄气，重虚肺本，嗽大作，盖标实不去，本虚愈甚。加之适当暑雨之际，素有黄证之人，所以增剧也。此当于脾胃肺之本脏，泻外经中之湿热，制清神益气汤主之而愈。"

【组成】 茯苓、升麻、陈皮、生甘草、白芍、白术、麦冬各0.6克，泽泻、苍术、防风、五味子各0.9克，生姜、人参各1.5克，青皮、黄柏各0.3克。

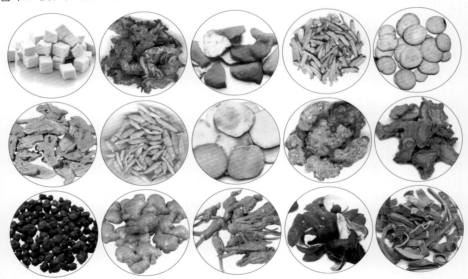

【用法】 上锉如麻豆大，都作1服。以水2盏，煎至1盏，去滓，空心稍热服。

【功用】 祛风，除湿，和中。

【主治】 素有脾胃虚损病，目疾时作，身面目睛俱黄，小便或黄或白，大便不调，饮食减少，气短上气，怠惰嗜卧，四肢不收。

【**方义方解**】 本证因脾虚湿热壅滞，宜清利湿热，兼用健脾和中。方中茯苓、泽泻、苍术、防风、升麻、生姜、黄柏清利湿热；白芍、麦冬、五味子益阴，防止上述燥药伤津；人参、白术、生甘草健脾扶正。

【**方论精粹**】

《脾胃论》："茯苓、升麻（以上各二分），泽泻、苍术、防风（以上各三分），生姜五分，此药能走经，除湿热而不守，故不泻本脏，补肺与脾胃本气之虚弱。青皮（一分）、陈皮、生甘草、白芍药，此药皆能守本而不走经，不走经者，不滋经络中邪，守者，能补脏之元气。黄柏（一分），麦门冬、人参（以上各二分），五味子（三分），此药去时令浮热湿蒸。上件如麻豆大。都作一服，水二盏，去渣，稍热，空心服。火炽之极，金伏之际，而寒水绝体，于此时也，故急救之以生脉散，除其湿热，以恶其太甚。肺欲收，心苦缓，皆酸以收之；心火盛则甘以泻之，故人参之甘，佐以五味子之酸，孙思邈云：'夏月常服五味子，以补五脏气'是也。麦门冬之微苦寒，能滋水之源千金之位，而清肃肺气；又能除火刑金之嗽，而敛其痰邪；复微加黄柏之苦寒，以为守位，滋水之流，以镇坠其浮气，而除两足之痿弱也。"

陈 皮

药 材 档 案

别名：陈皮、红皮、广陈皮、橘子皮。

药材特征：陈皮：常剥成数瓣，基部相连，有的呈不规则的片状，厚 1 ~ 4 毫米。外表面橙红色或红棕色，有细皱纹及凹下的点状油室；内表面浅黄白色，粗糙，附黄白色或黄棕色筋络状维管束。质稍硬而脆。气香，味辛、苦。

广陈皮：常 3 瓣相连，形状整齐，厚度均匀，约 1 毫米。点状油室较大，对光照视，透明清晰。质较柔软。

性味归经：辛、苦，温。归肺、脾经。

功效主治：理气健脾，燥湿化痰。适用于胸脘胀满，食少吐泻，咳嗽痰多。

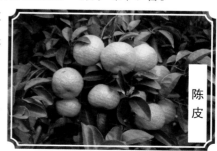

陈皮

麻黄人参芍药汤

【方歌】

麻黄人参芍药汤，桂枝五味麦冬襄，
归芪甘草汗兼补，虚人外感服之康。

【方源】 《脾胃论》："冬居旷室，衣服复单薄，是重虚其阳。表有大寒，壅遏里热，火邪不得舒伸，故血出于口。因思仲景太阳伤寒一证，当以麻黄汤发汗，而不与之，遂成衄血，却与之立愈，与此甚同，因与麻黄人参芍药汤。"

【组成】 人参、麦冬各 0.9 克，桂枝、当归各 1.5 克，麻黄、炙甘草、白芍、黄芪各 3 克，五味子 2 个。

【用法】 上药切碎，都作一服，用水 450 毫升，先煮麻黄令沸，去上沫，煎至 300 毫升，入余药同煎至 150 毫升，临卧时去滓热服。

【功用】 散寒解表，益气养血。

【主治】 脾胃虚弱，外感风寒。

【方义方解】 外感风寒表证为本方主证。气血不足，内有郁热，皆为兼证。方以麻黄发汗散寒，为君药。桂枝助麻黄通达营卫，发汗祛邪，为臣药。人参、黄芪补中益气；当归、白芍补血敛阴；麦冬、五味子滋阴生津，为佐药。炙甘草调和诸药，为使药。诸药相合，益气养血，滋阴清热，外散表邪，扶正解表。

【运用】

1. **辨证要点** 临床应用以恶寒发热，无汗，心烦，倦怠乏力，面色苍白，或见吐血者为辨证要点。

2. **现代运用** 虚热感冒及虚热咯血。

【方论精粹】

汪昂《汤头歌诀》："东垣治一人内蕴虚热，外感大寒而吐血，法仲景麻黄汤，加补剂制此方，一服而愈。"

清阳汤

【方歌】

清阳汤中用黄芪，当归升麻黄柏宜，
再加苏木与桂枝，颊腮疼痛功效奇。

【方源】 《脾胃论》："治口㖞，颊腮急紧，胃中火盛，必汗不止而小便数也。"

【组成】 红花、黄柏（酒）、桂枝各 0.3 克，生甘草、苏木各 1.5 克，炙甘草 3 克，葛根 4.5 克，当归、升麻、黄芪各 6 克。

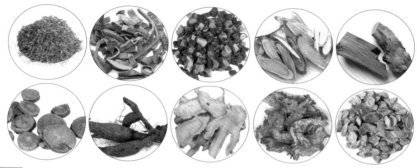

【用法】 上药为粗末，都作一服。用酒 450 毫升，煎至 180 毫升，去滓，空腹时稍热服。服讫，以火熨摩紧结处。

【功用】 升散达表，活血化瘀。

【主治】 主治口㖞，颊腮急紧，胃中火盛，汗出不止而小便数者。

【方义方解】 经曰："阳气者，精则养神，柔则养筋"，头位至高，为六阳之会，阳气不升，筋脉失养，则为弹响诸证。方以黄芪、升麻、桂枝升发清阳之气，养筋通络；当归、红花、苏木活血养血；葛根解肌生津；生甘草缓急止痛；炙甘草调和诸药；更借黄柏壮骨治痿之力，使筋脉得养，滞气因和，症状乃除。

【方论精粹】

《脾胃论》："夫口㖞筋急者，是筋脉血络中大寒，此药以代燔针劫刺破血以去其凝结，内则泄冲脉之火炽。"

调卫汤

【方源】《脾胃论》："治湿胜自汗，补卫气虚弱，表虚不任外寒。"

【组成】 苏木、红花各0.3克，猪苓0.6克，麦冬、生地黄各0.9克，半夏（汤洗七次）、生黄芩、生甘草、当归各1.5克，羌活2.1克，麻黄根、黄芪各3克，五味子7枚。

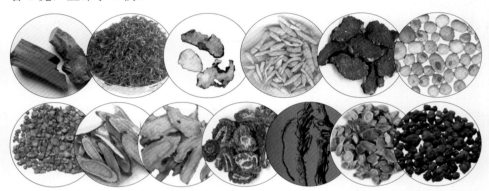

【用法】 上药切碎，如麻豆大，作一服，水500毫升，煎至150毫升，去滓，稍热服。

【功用】 补气固表，和营祛湿。

【主治】 湿胜自汗，表虚不任风寒。

【方义方解】 本证因卫气虚弱，寒湿郁热，则用黄芪补气固表；麻黄根、五味子收敛止汗；羌活祛风湿；猪苓利水渗湿；半夏燥湿化痰；当归、苏木、红花活血通络；生黄芩、生甘草、麦冬、生地黄清热滋阴。

【方论精粹】

1.《脾胃论》："中风症必自汗，汗多不得重发汗，故禁麻黄而用根节也。"

2. 吴昆《医方考》："湿无热不作汗，湿得热而蒸之，则能令人自汗。湿流百节，故一身尽痛。湿为阴气，故脉濡。风能胜湿，故用羌活。辛能燥湿，故用半夏。淡能渗湿，故用猪苓。湿伤气，黄芪、甘草、麦冬所以益气。湿伤血，苏木、红花、归梢所以消瘀。五味子、麻黄根，收汗液而固表虚。生地黄、黄芩，凉阴血而除湿热。"

助阳和血补气汤

【方歌】

> 助阳和血补气汤，白芷柴胡蔓荆子，
> 当归黄芪炙甘草，再加升麻与防风。

【方源】 《脾胃论》："治眼发后，上热壅，白睛红，多眵泪，无疼痛而瘾涩难开。此服苦寒药太过，而真气不能通九窍也，故眼昏花不明，宜助阳和血补气。"

【组成】 白芷 6 克，蔓荆子 9 克，柴胡、当归、炙甘草各 15 克，升麻、防风各 20 克，黄芪 30 克。

【用法】 水煎服。每日 1 剂，日服 2 次。

【功用】 祛风，和血，补气，助阳。

【主治】 目赤畏光、多泪流泪、白睛暗红、生翳下陷等症。

【方义方解】 方用黄芪、升麻益气升阳；白芷、防风、蔓荆子宣泄解表；柴胡疏肝解郁，和解退热；当归养血祛风，炙甘草温中助阳。合而用之，共奏益气升阳，养血祛风之功。

【运用】

1. **辨证要点** 主要用于治疗赤眼、微热、白睛红、隐涩难开、睡多眵泪。临床应用以年老虚衰、白睛暗红、生翳下陷，为其辨证要点。

2. **加减变化** 临床应用，应随证灵活加减。

3. **现代运用** 可用于角膜炎、结膜炎、虹膜捷状体炎、白内障等病症。

4. **注意事项** 服药期间，须忌风寒及食冷物。

【附方】 神效黄芪汤（《兰室秘藏》）蔓荆子 3 克，白芍、炙甘草 30 克，人参 24 克（另浓煎），黄芪 60 克，陈皮（去白）15 克，水煎，临卧温服。功能益气升阳。应用同助阳活血汤。

通幽汤

【方歌】

> 通幽汤中二地俱，桃仁红花归草濡，
> 升麻升清以降浊，噎塞便闭此方需。
> 有加麻仁大黄者，当归润肠汤名殊。

【方源】 《脾胃论》："治幽门不通，上冲，吸门不开，噎塞，气不得上下，治在幽门闭，大便难，此脾胃初受热中，多有此证，名之曰下脘不通。"

【组成】 桃仁、红花各0.3克，生地黄、熟地黄各1.5克，当归9克，升麻、炙甘草各3克。

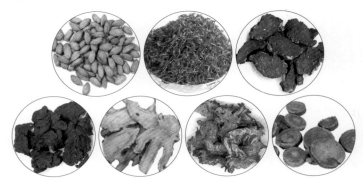

【用法】 上药用水600毫升，煎至300毫升，去滓，调槟榔细末15克，食前，稍热服之。

【功用】 活血养阴，润燥通便。

【主治】 阴虚瘀血所致的幽门不通、噎膈便秘等症。

【方义方解】 幽门不通，上冲为本方的主证。此证多由瘀血内停幽门所致，因此，血瘀气滞为本方的兼证。胃不能受纳腐熟水谷，津液阴血则不足，血枯不润，大便难。方中用当归、生地黄补血滋阴，润燥通便，为君药。熟地黄助君滋阴补血润燥；桃仁、红花活血祛瘀，润肠通便，共为臣药。升麻为阳明引经药，可引诸药入胃，且又可散郁热，升清阳，清阳升则浊阴自降，以加强通幽通便之功，为佐药。甘草益气和中调药，为佐使之药。诸药相配，共奏养血润燥、活血通幽之功。

君	当归 生地黄	补血滋阴，润燥通便
臣	熟地黄	助君滋阴补血润燥
	桃仁 红花	活血祛瘀，润肠通便
佐	升麻	清热消毒，升清阳
使	炙甘草	和中生津

【运用】

1. **辨证要点**　主要用于治疗瘀血阻滞，阴津不足所致的病症。临床应用以口干舌燥、大便秘结、脉细涩、舌暗苔灿，为其辨证要点。

2. **加减变化**　临床如见腹胀明显，加瓜蒌皮、川楝子、枳壳；大便硬结，加大黄、芒硝、番泻叶；气虚甚，加党参、黄芪、白术；疼痛剧烈，加三棱、莪术、乳香、没药。

3. **现代运用**　常用于治疗胃炎，食道痉挛，膈肌痉挛，幽门梗阻，胃癌，食道癌。也适用于治疗肠粘连，术后肠麻痹，老年性粪便梗阻，产后便秘，慢性咽炎等病症。

【方论精粹】

　　冉先德《历代名医良方注释》："胃分上下二口，上为贲门，下为幽门，贲门梗阻，食不得下，并出现喷射性呕吐，幽门梗阻，胃肠通道失灵，则出现噎塞、便秘和一系列肠胃不适。本方用清热养阴、活血导滞法治之，适合慢性胃炎引起的幽门功能不全，方中生地、熟地为养阴之品，红花、桃仁、当归为活血化瘀之药，用升麻者，在与'欲降者必先圣之'，是中医的辨证疗法，一升一降，其气乃通，这种用法在中药处方中甚多，读者细细体会其立法之妙，用之得当往往起画龙点睛的作用"。

润肠丸

【方歌】

> 润肠丸中用大黄，归羌桃仁麻子仁，
> 风热血燥致便秘，活血祛风润肠通。

【方源】 《脾胃论》："治饮食劳倦，大便秘涩，或干燥，闭塞不通，全不思食，及风结、血秘，皆能闭塞也。润燥和血疏风，自然通利也。"

【组成】 大黄、当归、羌活各 15 克，桃仁（汤浸，去皮尖）30 克，麻子仁（去皮取仁）38 克。

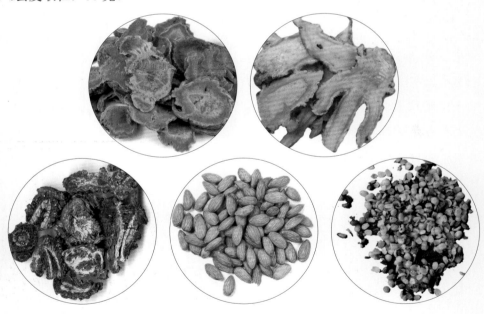

【用法】 上药共研细末，炼蜜为丸，如梧桐子大。每服 9 克，日服 1～2 次，温开水送服。亦可改用饮片作汤剂水煎服，各药用量按常规剂量酌减。

【功用】 润肠通便，活血祛风。

【主治】 大便干燥，结如羊屎，甚至闭塞不通，不思饮食。可用于实热便秘。

【方义方解】 脾胃有伏火，必伤其津液，而致肠胃干燥，津液不足。风传于大肠，易化热伤津，血虚津亏则肠燥，则血虚肠燥，津液不足为本方的主证。风热留滞，血行不畅，血虚多滞，也易生瘀，均为本方的兼证。不思饮食为本方的次要症状。方中用麻子仁润燥通便，兼能补虚，为君药。桃仁助君润肠通便，又能活血祛瘀；大黄泻肠胃伏火燥热，通便逐瘀；当归养血活血，润肠通便，共为臣药。羌活疏散风邪，为佐药。五药合用，使血和风疏，肠胃得润，大便自然通利。综观全方，可使肠润、血活、风祛、便通，而诸症自愈，是肠燥便秘之良方。

君	麻子仁	润燥滑肠通便，兼能补虚
臣	桃仁	助君润肠通便，又能活血祛瘀
	大黄	泻肠胃伏火燥热，通便逐瘀
	当归	养血活血，润肠通便
佐	羌活	疏散风邪

【运用】

1. **辨证要点** 本方以大便干燥秘涩，或干结如羊屎，甚至闭塞不通，饮食不思为辨证要点。

2. **加减变化** 如腹胀，加厚朴、枳壳；血虚，加桑椹、生地黄。

3. **现代运用** 常用于治疗习惯性便秘。

【方论精粹】

1. 费伯雄《医方论》："此以通为润，非专于清润也。伏火燥结，得涤荡而始清，不待润而燥自除矣。"

2. 汪昂《汤头歌诀》："归尾、桃仁润燥活血，羌活散火搜风，大黄破结通幽，麻仁润肠利窍。风湿加秦艽、防风、皂角子烧存性研。皂子得湿则滑，善通便秘，艽、防治风。治风燥、血燥致大肠秘。"

诃子皮散

【方歌】

> 诃子皮散罂粟壳，陈皮诃子炮干姜，
> 温中涩肠能止泻，虚寒泄泻用之良。

【方源】 《兰室秘藏》："脱肛兼痢疾：癸卯冬，白枢判家一老仆面尘脱色，神气特弱，病脱肛日久，服药未验，复下赤白脓痢，作里急后重，白多赤少，不任其苦，以求其治。曰：此非肉食膏粱，必多蔬食，或饮食不节，天气虽寒，衣盖犹薄，不禁而肠头脱下者，寒也；真气不禁，形质不收，乃血滑脱也。此乃寒滑气泄不固，故形质下脱也。当以涩去其脱而除其滑，微酸之味，固气上收，以大热之剂而除寒补阳，以补气之药升阳益气，诃子皮散。"

【组成】 罂粟壳（去蒂萼，蜜炒）、陈皮各 1.5 克，炮干姜 1.8 克，煨诃子 2.1 克。

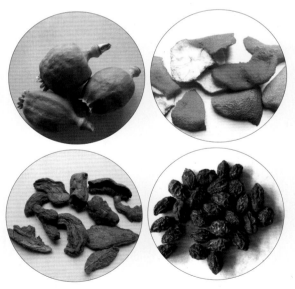

【用法】 上药共研细末，水煎服。

【功用】 温中涩肠止泻。

【主治】 虚寒泄泻，症见饮食不化、肠鸣腹痛、脱肛及久泻不止、神疲倦怠、舌淡苔白、脉沉细。

【方义方解】 方用煨诃子、罂粟壳涩肠止泻；配以炮干姜温中止泻；陈皮健脾开胃，升阳调气。合而用之，共奏温中涩肠止泻之功。

君	煨诃子	苦涩降敛，涩肠止泻
臣	罂粟壳	涩肠止泻，助煨诃子收敛止涩
佐	炮干姜	温补脾肾，消散阴寒
	陈皮	理气健脾，使诸补涩之品不致壅滞气机

【运用】

1. **辨证要点** 主要用于治疗脏腑虚寒，慢性腹泻，痢疾等症。临床应用以久泻不止，伴神疲倦怠、脐腹隐痛、舌淡苔白、脉沉细，为其辨证要点。

2. **加减变化** 若见面色萎黄、四肢乏力等脾虚证者，加党参、白术、茯苓、薏苡仁；形寒肢冷、五更泄泻等肾虚证者，加肉豆蔻、补骨脂、吴茱萸、赤石脂等；泻后有不尽之感，腹部有固定刺痛的瘀阻肠络证者，加蒲黄、五灵脂、当归、没药。

3. **现代运用** 可用于慢性肠炎、慢性痢疾、肠功能紊乱、霉菌性肠炎、结肠过敏及久泻脱肛等病症。

4. **注意事项** 凡泄泻暴作，无论寒湿、湿热、伤食引起者，皆不宜应用。下痢便纯脓血者忌用。

【方论精粹】

1.《东垣试效方》："本草十剂云：涩可去脱，以粟壳之酸微涩上收，固气去脱，主用为君也；以诃子皮之微酸上收，固血治其形脱；陈皮微苦温，益真气升阳，为之使；以干姜大辛热之剂，除寒为臣。"

2. 汪昂《医方集解》："此手、足阳明药也。御米壳酸涩微寒，固肾涩肠；诃子酸涩苦温，收脱住泻；炮姜辛热，能逐冷补阳；陈皮辛温，能升阳调气，以固气脱，亦可收形脱也。"

圣愈汤

【方歌】

> 益气补血圣愈汤，参芪芎归二地黄，
> 体倦神衰经量多，胎产崩漏气血伤。

【方源】 《兰室秘藏》卷下："治诸恶疮血出多，而心烦不安，不得睡眠，亡血故也，以此药主之。"

【组成】 生地黄、熟地黄、川芎、人参各0.9克，当归、黄芪各1.5克。

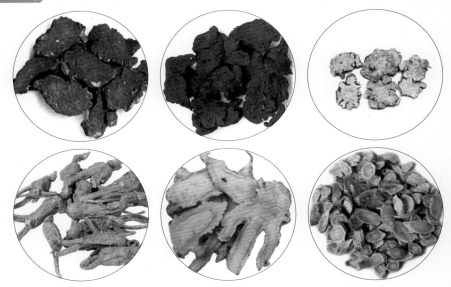

【用法】 上药切碎，都作一服。用水600毫升，煎至300毫升，去滓，稍热，不拘时服。

【功用】 补气养血。

【主治】 诸恶疮血出过多，心烦不安，不得睡眠，一切失血或血虚，烦渴燥热，睡卧不宁；疮证脓水出多，五心烦热，口渴；妇女月经超前，量多色淡，其质清稀，少腹有空坠感，心慌气促，倦怠肢软，纳谷不香，舌质淡，苔薄润，脉细软。

【方义方解】 本方所治之证，属于气血两虚。方中人参、黄芪补气，当归、生地黄、熟地黄、川芎补血滋阴。配合成方，有补气养血之功。气旺则血自生，血旺则气有所附。喻昌论本方说："按失血过多，久疮溃脓不止，虽曰阴虚，实未有不兼阳虚者，合用人参，黄芪，允为良法。凡阴虚证大率宜仿此。"

君	黄芪	补气健脾
	当归	养血活血
臣	人参	大补元气，助黄芪补气健脾
	生地黄	滋阴养血，助当归补血
	熟地黄	
佐	川芎	活血行气，可使诸药补而不滞

【运用】

1. **辨证要点** 血虚而气亦虚，以烦热，烦渴，睡卧不宁，心慌气促，倦怠无力，舌质淡，苔薄润，脉细软等为辨证要点。

2. **现代运用** 常用于出血过多。

【方论精粹】

吴谦《医宗金鉴·删补名医方论》："经云：'阴在内，阳之守也；阳在外，阴之使也。'故阳中无阴，谓之孤阳；阴中无阳，谓之死阴。朱震亨曰：'四物皆阴，行天地闭塞之令，非长养万物者也。'故四物加知柏，久服便能绝孕，谓嫌于无阳耳。此方取参、芪配四物，以治阴虚血脱等证。盖阴阳互为其根，阴虚则阳无所附，所以烦热燥渴；气血相为表里，血脱则气无所归，所以睡卧不宁。然阴虚无骤补之法，计在培阴以藏阳，血脱有生血之机，必先补气，此阳生阴长，血随气行之理也。故曰：'阴虚则无气，无气则死矣。'此方得仲景白虎加人参之义而扩充者乎。前辈治阴虚，用八珍、十全，卒不获效者，因甘草之甘，不达下焦，白术之燥，不利肾阴，茯苓渗泄，碍乎生升，肉桂辛热，动其虚火。此六味皆醇厚和平而滋润，服之则气血疏通，内外调和，合于圣度矣。"

除湿补气汤

【方歌】

除湿升柴芪味草，陈皮知柏苍归藁，
腿麻疲重体如山，多汗涎流喜笑好。

【方源】《兰室秘藏》卷下："治两腿麻木，沉重无力，多汗喜笑，口中涎下，体重如山，语声不出，右寸脉洪大。"

【组成】 升麻18克，苍术12克，黄柏（酒制）、柴胡、黄芪各9克，知母（酒制）、藁本、生甘草、当归各6克，五味子、陈皮各4.5克。

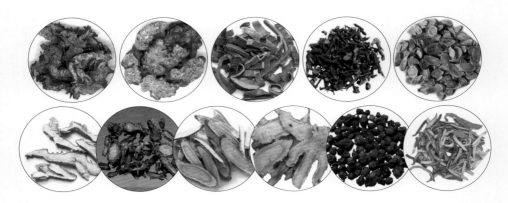

【用法】 上药锉碎。每服15克，用水300毫升，煎至150毫升，去滓，早起空腹时服，待少时再进早饭。

【功用】 清热燥湿，益气升阳。

【主治】 湿热内蕴，脾气不足，两腿麻木，沉重无力，多汗喜笑，口中涎下，身重如山，语声不出，寸脉洪大。

【方义方解】 本方为气虚外感风湿而设，方中升麻辛甘微寒，性能升散，有发散表邪之功，且本品入脾胃经，具升清阳作用，为君药。苍术辛散温燥，祛风除湿；酒黄柏，酒知母清热燥湿；黄芪大补脾肺之气，益气健脾，共为臣药。柴胡、藁本疏散外邪；当归养血和血；陈皮理气健脾；五味子酸敛，宁心安神，共为佐药。生甘草益气和中，调和药性，为使。诸药相合，气虚得补，风湿得散，则诸症自愈。

君	升麻	辛甘微寒，升清阳
臣	苍术	辛散温燥，祛风除湿
	酒黄柏	清热燥湿
	知母	
	黄芪	大补脾肺之气，益气健脾
佐	柴胡	疏散外邪
	藁本	
	当归	养血和血
	陈皮	理气健脾
	五味子	酸敛，宁心安神
使	生甘草	益气和中，调和药性

白术除湿汤

【方歌】

> 白术除湿汤柴胡，人参茯苓草地骨；
> 知母泽泻生地黄，午后发热功效著。

【方源】 《兰室秘藏》卷下："治午后发热，背恶风，四肢沉重，小便或多或少、黄色，此药又治汗后发热。"

【组成】 白术 30 克，生地黄（炒）、地骨皮、泽泻、知母各 21 克，赤茯苓、人参、炙甘草、柴胡各 15 克。

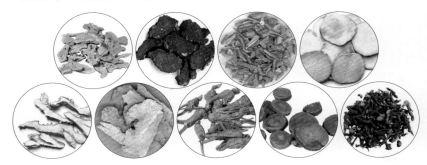

【用法】 上为粗末。每服 15 克，水 300 毫升，煎至 150 毫升，去滓，食远温服。

【功用】 健脾清热。

【主治】 午后发热，恶风，四肢沉重，小便或多或少、黄色；又治发汗后仍发热。

【方义方解】 本证由气虚湿滞，阴虚生热，则用白术、人参、炙甘草健脾益气，赤茯苓、泽泻利水渗湿，生地黄、地骨皮、知母、柴胡滋阴解热。

君	白术	健脾燥湿
臣	知母	清热泻火
	赤茯苓	利水渗湿
	泽泻	

佐	生地黄	滋阴清热
	地骨皮	退热
	人参	健脾益气
	炙甘草	
	柴胡	疏散解肌

【运用】

1. **辨证要点** 主要用于治疗身热、恶风、身重，以及发汗后仍发热者。

2. **加减变化** 如小便快利，减茯苓、泽泻一半；如有刺痛，一料药中加当归（酒洗）21 克。

【方论精粹】

1. 汪昂《医方集解》："此足太阴、少阴、少阳药也。阳陷阴中，热在血分，故以生地滋其少阴，而以知母、地骨泻血中之伏火也。柴胡升阳以解其肌；苓、泽利湿兼清其热，参、术、甘草益气助脾，气足升阳，虚热自退，脾运而湿亦除矣。方名除湿，而治在退热，欲热丛湿肿而下降也。"

2. 汪绂《医林纂要》："午后发热，热在阳明经也；四肢沉困，太阴脾湿也，小便黄，湿兼热也；然而背恶风，则阳不足，汗后而仍发热，亦阳之不足；阳不足者，其湿热在阴，湿热在阴者，太阴脾主血分，其人血热而湿凑之。湿盛而阴之郁热转盛，阳不能拔，则反虚也。其过在湿，湿责之脾，热以湿深，故君白术；生地黄滋阴生血，且以胜热而能化湿为血；地骨皮甘淡补肺清金，而下生肾水；知母辛苦，泻肺逆即以生肾水，坚肾水亦转生肝血，此三味皆以泻血中之伏热也。泽泻泻肾之邪水，使由膀胱而出之；赤茯苓泻心下之水，使由小肠而出，此二味去湿而兼以清热。人参、甘草以补脾土，脾土厚则能胜湿，而血亦日滋，不生热矣。柴胡升阳气于至阴之下而达之膻中，布散经络以解沉阴郁热，东垣最长于用柴胡，此方妙亦在柴胡也。此以治湿热之在血分者。在血分则主于脾肾。凡治三焦者主行湿，湿行而热自消。此方名除湿，而治在去热，热平而湿自除。要尤在补脾胃而升阳，土厚阳升，则湿热皆息也。"

黄连消痞丸

【方歌】

黄连消痞有黄芩，夏陈术草猪茯苓，
泽泻姜黄枳干姜，消痞祛湿清热行。

【方源】 《兰室秘藏》卷上："治心下痞满，壅滞不散，烦热喘促不安。"

【组成】 泽泻、姜黄各3克，干姜6克，炙甘草、茯苓、白术各9克，陈皮、猪苓各15克，枳实21克（炒），半夏27克，黄连30克，黄芩60克（炒）。

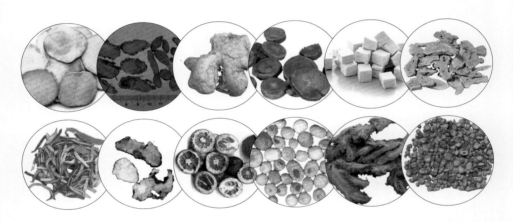

【用法】 上为细末，汤浸蒸饼为丸，如梧桐子大。每服50丸，空腹时用温汤送下。

【功用】 行气消痞，清热利湿。

【主治】 心下痞满，壅滞不散，烦热喘促不安。

【方义方解】 本证因脾胃虚弱，湿热壅滞所致，则用黄连、黄芩清热燥湿，枳实行气消痞除满，陈皮、姜黄理气健脾除湿，猪苓、泽泻利水渗湿，半夏和胃散结除痞，干姜温中散寒，茯苓、白术、炙甘草补中健脾，祛湿和中。诸药合用，热泄湿除，气机通畅，脾胃健运，则诸症自愈。

君	黄连	苦寒，清热燥湿
	枳实	辛温，行气消痞除满
臣	黄芩	苦寒，清热燥湿，加强黄连的作用
	陈皮	辛温，理气健脾除湿，助枳实行气消痞除满
	姜黄	
佐	猪苓	利水渗湿
	泽泻	
	半夏	辛温，和胃散结除痞
	干姜	温中散寒
	茯苓	补中健脾，祛湿和中
	白术	
使	炙甘草	调和药性

【方论精粹】

龚信《古今医鉴》："古方治痞，用黄连、黄芩、枳实之苦以泄之，厚朴、半夏，生姜之辛以散之，人参、白术之甘苦以补之，茯苓、泽泻之淡以渗之。大概与湿同治，使上下分消可也。又曰：'肥人多是湿痰'，宜苍术、半夏、砂仁、茯苓、滑石以燥之；瘦人多是中焦郁热，宜枳实、黄连以导之，葛根、升麻以发之……黄连消痞丸……治心下痞满，壅滞不散，喘促不安。"

乌药汤

【方歌】

> 乌药汤善调气滞，当归香附木香归，
> 甘草协和调诸药，经后量少此方宜。

【方源】 《兰室秘藏》："治妇人血海疼痛。"

【组成】 当归、甘草、木香各15克，乌药50克，香附（炒）100克。

【用法】 水煎服。

【功用】 行气调经舒肝止痛。

【主治】 气机郁滞，血行不畅，胸腹胀痛，经前或经期少腹胀痛，胸胁乳房胀痛，月经后期，量少色黯红，或有血块，精神抑郁，苔白，脉弦涩。

【方义方解】 本方中乌药理气行滞，为君药；香附疏肝理气，木香行脾胃滞气，为臣药；当归养血活血调经，为佐药；甘草调和诸药，为使药。全方达行气、调经、止痛之效。

君	乌药	理气行滞
臣	香附	疏肝理气
	木香	行脾胃滞气
佐	当归	养血活血调经
使	甘草	调和诸药

【运用】

1. **辨证要点** 本方以胸胁、小腹、乳房胀痛，苔白，脉弦涩为辨证要点。

2. **加减变化** 如兼血瘀者，可合失笑散；兼寒凝者，加小茴香、吴茱萸；兼寒湿者，加薏苡仁、桂枝；兼血虚者，合四物汤，去熟地黄，加鸡血藤；兼肾虚者，加续断、怀牛膝；气郁化火，见经血量多色红，心烦闷者，加栀子、牡丹皮；胁痛甚者，加郁金、柴胡；小腹剧痛者，加延胡索。

秦艽白术丸

【方歌】

> 秦艽白术丸东垣，归尾桃仁枳实攒，
> 地榆泽泻皂角子，糊丸血痔便艰难。

【方源】 《兰室秘藏》："治痔疾，并痔漏有脓血，大便燥硬，而作疼痛不可忍。"

【组成】 秦艽（去芦）、桃仁（汤浸，去皮，尖）、皂角仁（烧存性）各30克，白术、当归、枳实、泽泻各15克，地榆9克。

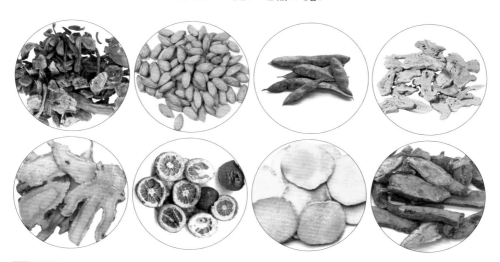

【用法】 上八味药共研细末，和桃仁泥研匀，煎熟汤打面糊为丸，如芡实大，每次服50～70丸，空腹白开水送下。

【功用】 疏风活血，润燥通便，止血。

【主治】 血痔、痔漏。症见有脓血，大便燥结，痛不可忍等。

【方义方解】 血痔便秘为本方的主证。多因湿热风燥蕴积肠胃，气血不和，以致浊气瘀血滞留肛门所致。血热腐败，则脓血不断。方中秦艽散风除湿，兼能利二便，导湿热从二便而去；桃仁活血祛瘀，又润肠通便，二药共为君药。皂角仁润燥滑肠通便；当归助桃仁活血祛瘀，润肠通便；地榆清热凉血止血，共为臣药。白术健脾燥湿；枳实下气破结，通大便，畅气机，气行则血行，有助活血祛瘀消痔；泽泻渗利湿热，导湿热从小便去。共为佐药。诸药相合，共奏疏风活血、润燥通便、止痛止血之功。

君	秦艽	散风除湿，兼能利二便，导湿热从二便而去
	桃仁	活血祛瘀，又润肠通便
臣	皂角仁	润燥滑肠通便
	当归	助桃仁活血祛瘀，润肠通便
	地榆	清热凉血止血
佐	白术	健脾燥湿
	枳实	下气破结，通大便，畅气机，气行则血行，有助活血祛瘀消痔
	泽泻	渗利湿热，导湿热从小便去

【方论精粹】

王昂《汤头歌诀》："归尾、桃仁以活血，秦艽、皂子以润燥，枳实泄胃热，泽泻泻湿邪，地榆以破血止血，白术以燥湿益气。仍有苍术防风剂，润血疏风燥湿安。"

葛花解酲汤

【方歌】

> 葛花解酲泽二苓，砂蔻青陈木香并；
> 姜曲参术温健脾，分消寒化酒湿行。

【方源】 《内外伤辨惑论》卷下："夫酒者，大热有毒，气味俱阳，乃无形之物也，若伤之，止当发散，汗出则愈矣，此最妙法也。其次莫如利小便，二者乃上下分消其湿，何酒病之有？今之酒病者，往往服酒癥丸大热之药下之，又有用牵牛、大黄下之者，是无形元气受病，反下有形阴血，乖误甚矣。酒性大热，已伤元气，而复重泻之，况亦损肾水，真阴，及有形阴血俱为不足，如此则阴血愈虚，真水愈弱，阳毒之热大旺，反增其阴火，是谓元气消亡，七神无依，折人长命。不然，则虚损之病成矣，《金匮要略》云：酒疸下之，久久为黑疸，慎不可犯此戒，不若令上下分消其湿，葛花解酲汤主之。"

【组成】 木香 3 克，人参（去芦）、猪苓（去皮）、白茯苓、陈皮（去白）各 4.5 克，白术、干姜、神曲（炒黄）、泽泻各 6 克，莲花、青皮 3 克，缩砂仁、白豆蔻仁、葛花各 15 克。

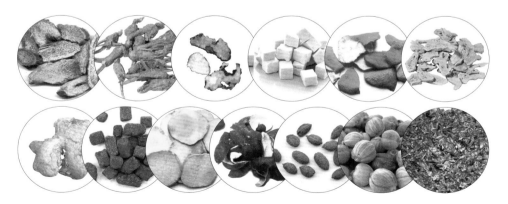

【用法】 上为极细末，和匀，每服三钱匕，白汤调下，但得微汗，酒病去矣（现代法：共为极细末，和匀，每服 9 克，温开水调下。或作汤剂，水煎服）。

【功用】 分消酒湿，理气健脾。

【主治】 酒积伤脾证，眩晕呕吐，胸膈痞闷，食少体倦，小便不利，大便泄泻，舌苔腻，脉滑。

【方义方解】 本方证因嗜酒中虚，湿伤脾胃所致。酒本水谷之精液酝酿而成，体湿性热，其性懔悍，少饮能通行气血，内助消化，外御风寒，若恣饮无度，脾胃受伤，湿饮内阻，升降失常，而为眩晕、呕吐、胸痞、食少等症。内外分消是治疗酒积之良法。

方中葛花为君，甘寒芳香，长于解酒醒脾，其性轻清发散，能使酒湿从表而解。臣以神曲消食和胃，尤善消酒食陈腐之积；白豆蔻、缩砂仁理气开胃醒脾，除痞闷，增食欲；二苓、泽泻渗湿止泻，引酒湿从小便而去。饮酒过多，必伤脾胃，又以人参、白术补中健脾，干姜温运化湿；木香、青皮、陈皮理气疏滞，以上共为佐药。诸药合用，酒湿得去，诸症自解。

本方的配伍特点：一是发汗和利水并行，以分消酒湿；二是消食理气和补气健脾同用，以邪正兼顾。

君	葛花	甘寒芳香，能使酒湿从表而解
臣	神曲	消食和胃
	白豆蔻	理气开胃醒脾，除痞闷，增食欲
	缩砂仁	
	二苓	渗湿止泻
	泽泻	
佐	人参	补中健脾
	白术	
	干姜	温运化湿
佐	木香	理气疏滞
	青皮	
	陈皮	

【运用】

1．辨证要点 本方为治疗酒积伤脾证之常用方。临床应用以眩晕呕吐，胸膈痞闷，食少体倦，小便不利等为辨证要点。

2．现代运用 伤酒为病，随人体之阴阳而有寒化、热化之分。若偏寒者，加吴茱萸以温中祛寒；若湿从热化，湿热内盛而见面赤烦热、口渴饮冷等证，又当减去辛燥之品，改用黄芩、黄连等清热燥湿之药。此外，枳椇子善利湿热，解酒毒，酒湿热化者亦可选用。

3．现代运用 本方常用于饮酒过量致醉，或嗜酒成性者。

【方论精粹】

1．吴昆《医方考》："酒食内伤者，此方主之。葛花之寒，能解中酒之毒；茯苓、泽泻之淡，能利中酒之湿；砂仁、豆蔻、木香、青皮、陈皮之辛，能行酒食之滞；生姜所以开胃止呕，神曲所以消磨炙腻；而人参、白术之甘，所以益被伤之胃尔。"

2．汪昂《医方集解》："此手、足阳明药也。过饮无度，湿热之毒积于肠胃。葛花独入阳明，令湿热之物从肌肉而解；豆蔻、砂仁皆辛散解酒，故以为君。神曲解酒而化食，木香、干姜调气而温中，青皮、陈皮除痰而疏滞，二苓、泽泻能驱湿热从小便出，乃内外分消之剂。饮多则中气伤，故又加参、术以补其气也。"

泽泻
药材档案

别名：水泽、泽芝、水泻、芒芋、一枝花、如意花。

药材特征：本品呈类球形、椭圆形或卵圆形，长2～7厘米，直径2～6厘米。表面黄白色或淡黄棕色，有不规则的横向环状浅沟纹及多数细小突起的须根痕，底部有的有瘤状芽痕。质坚实，断面黄白色，粉性，有多数细孔。气微，味微苦。

性味归经：甘、淡，寒。归肾、膀胱经。

功效主治：利水渗湿，泄热，化浊降脂。适用于小便不利，水肿胀满，泄泻尿少，痰饮眩晕，热淋涩痛等。

枳实消痞丸

【方歌】

> 枳实消痞四君全，麦芽夏曲朴姜连，
> 蒸饼糊丸消积满，消中有补两相兼。

【方源】 《兰室秘藏》卷上："治右关脉弦，心下虚痞，恶食懒倦，开胃进饮食。"

【组成】 干姜、炙甘草、麦芽曲、白茯苓、白术各6克，厚朴（炙）12克，半夏曲、人参各9克，枳实、黄连各15克。

【用法】 上为细末，汤浸蒸饼为丸，梧桐子大，每服50～70（6～9克），白汤下，食远服。

【功用】 行气消痞，健脾和胃。

【主治】 脾虚气滞，寒热互结证。心下痞满，不欲饮食，倦怠乏力，大便失调。

【方义方解】 本方所治之证乃脾虚气滞，寒热夹杂所致。脾胃虚弱，浊气不降，则心下痞满，不欲饮食；气血亏虚，寒湿内生，脾虚不运，则倦怠乏力，腹部畏寒，大便不调；苔腻微黄，脉弦或虚，皆为脾虚气滞，寒热夹杂之象。治当健脾和胃，行气消痞。

方中枳实行气消痞，以治痞满；人参补益脾胃，以治中虚，共为君药。脾胃气滞，以厚朴下气除满，助枳实以治气滞；白术健脾益气，助人参以治中虚；气滞生热，以黄连清泻胃热，以治蕴热；气虚生寒，以干姜温脾散寒，以治虚寒，共为臣药。脾虚生湿，以茯苓助人参、白术健脾益气，并渗利湿浊；饮食不消，以麦芽曲消食和胃；胃气不降，以半夏曲醒脾燥湿，降逆和胃，共为佐药。炙甘草益气和中，并调和诸药，为佐使药。诸药配伍，共奏健脾和胃、行气消痞之效。

行气药配益气药，行气不伤气，益气不壅滞；清热药配温阳药，既清热又散寒；消食药配治湿药，使脾运胃纳，相得益彰。

【运用】

1．**辨证要点**　本方为治疗脾虚气滞，寒热互结之心下痞满证之常用方。临床应用以心下痞满，食少倦怠，苔腻微黄为辨证要点。

2．**加减变化**　脾虚甚者，重用人参、白术以增益气健脾之功；偏寒者，减黄连，加重干姜用量，可再加高良姜、肉桂等以助温中散寒之力；胀满重者，可加陈皮、木香等以加强行气消胀之效。

3．**现代运用**　本方常用于慢性胃炎、慢性支气管炎、胃肠神经官能症等属脾虚气滞，寒热互结者。

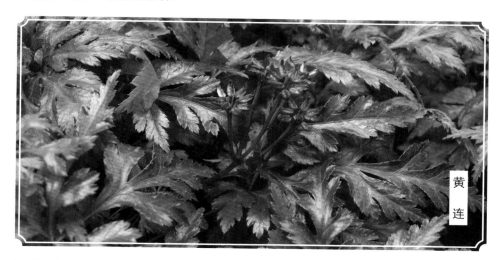

黄连

【方论精粹】

1．吴昆《医方考》："枳实、黄连、厚朴之苦，可以下气；半夏曲、干生姜之辛，可以行滞；人参、甘草、白术、茯苓之甘，可使健脾；麦芽善消，则可以推陈而致新矣。"

2．汪昂《医方集解》："此足太阴、阳明药也。枳实苦酸，行气破血；黄连苦寒，泻热开郁，并消痞之君药。厚朴苦降，散湿满而化食厚肠；麦芽咸温，助胃气而软坚破结；半夏燥湿而和胃；干姜去恶血而通关，皆所以散而泻之也。参、术、苓、草甘温补脾，使气足脾运而痞自化，既以助散泻之力，又以固本使不伤真气也。"

清胃散

【方歌】

> 清胃散用升麻连，当归生地牡丹全，
> 或加石膏清胃热，口疮吐衄与牙宣。

【方源】 《脾胃论》卷下："治因服补胃热药，致使上下牙疼痛不可忍，牵引头脑满热，发大痛，此足阳明别络入脑也。喜寒恶热，此阳明经中热盛而作也。"

【组成】 生地黄、当归身、牡丹皮各6克，黄连（夏月倍之）9克，升麻6克。

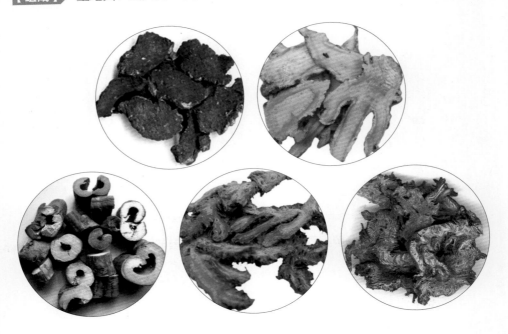

【用法】 上药为末，都作一服，水盏半，煎至七分，去滓放冷服之。

【功用】 清胃凉血。

【主治】 胃火牙痛。牙痛牵引头疼，面颊发热，其齿喜冷恶热；或牙宣出血；或牙龈红肿溃烂；或唇舌颊腮肿痛；口气热臭，口干舌燥，舌红苔黄，脉滑数。

【方义方解】　本方证是由胃有积热，循经上攻所致。足阳明胃经循鼻入上齿，手阳明大肠经上项贯颊入下齿，胃中热盛，循经上攻，则牙痛牵引头痛、面颊发热、唇舌腮颊肿痛；胃热上冲则口气热臭；胃为多气多血之腑，胃热每致血分亦热，血络受伤，则牙宣出血，甚则牙龈溃烂；口干舌燥，舌红苔黄，脉滑数俱为胃热津伤之候。治宜清胃凉血。

方用苦寒泻火之黄连为君，直折胃腑之热。臣以甘辛微寒之升麻，一取其清热解毒，以治胃火牙痛；一取其轻清升散透发，可宣达郁遏之伏火，有"火郁发之"之意。黄连得升麻，降中寓升，则泻火而无凉遏之弊；升麻得黄连，则散火而无升焰之虞。胃热盛已侵及血分，进而耗伤阴血，则以生地黄凉血滋阴；牡丹皮凉血清热，皆为臣药。当归养血活血，以助消肿止痛，为佐药。升麻兼以引经为使。

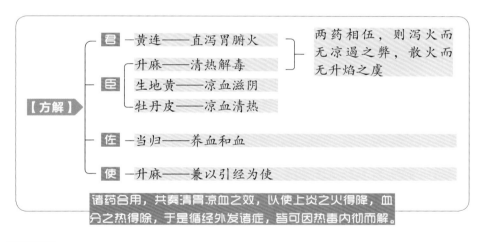

【运用】

1. **辨证要点**　本方为治胃火牙痛的常用方，凡胃热证或血热火郁者均可使用。临床应用以牙痛牵引头痛，口气热臭，舌红苔黄，脉滑数为辨证要点。

2. **加减变化**　若兼肠燥便秘者，可加大黄以导热下行；口渴饮冷者，加重石膏用量，以清热生津；胃火炽盛之牙衄，可加牛膝，导血热下行。

3. **现代运用**　本方常用于口腔炎、牙周炎、三叉神经痛等属胃火上攻者。

4. **使用注意**　牙痛属风寒和肾虚火炎者不宜。

清胃散

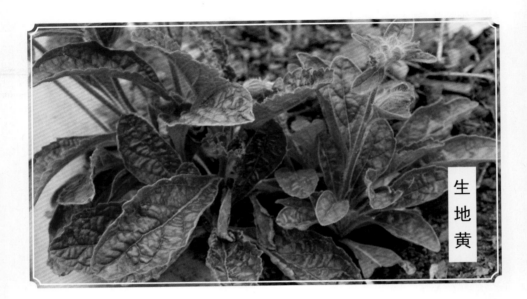

生地黄

【方论精粹】

1. 吴谦等《医宗金鉴·删补名医方论》:"阳明胃多气多血,又两阳合明为热盛,是以邪入而为病常实。若大渴,舌燥,烦躁,此伤气分,热聚胃腑,燥其津液,白虎汤主之。若醇饮肥厚炙焯过用,以致湿热壅于胃腑,逆于经络,而为是病,此伤血分,治宜清胃。方中以生地益阴凉血为君,佐之以丹皮,去蒸而疏其滞,以黄连清热燥湿为臣。佐之以当归,入血而循其经。仍用升麻之辛凉,为本经捷使,引诸药直达血所。则咽喉不清、齿龈肿痛等证,廓然俱清矣。"

2. 汪绂《医林纂要探源》:"胃热上行于齿,则经病而非腑病。胃经气血皆盛,故气热则血随以上行,轻为齿痛、牙宣、腮肿、龈烂,重则亦至吐血、衄血。以胃热伤血伤阴,故以滋阴养血为治,生地、丹皮、当归是也,平阴阳也,此滋阴以配阳,非用水以胜火;苦以泄之,除内热也,黄连泄心肝之热,又石膏之淡亦能泄以去胃腑之热;辛以散之,去经热也,石膏、升麻皆辛以散经热。"

中满分消汤

【方歌】

中满分消治寒胀，参芪乌泽连二姜，
升柴荜麻朴蔻柏，夏苓茱归果益香。

【方源】《兰室秘藏》："或多食寒凉及脾胃久虚之人，胃中寒则胀满，或藏寒生满病，治寒胀中满，分消汤主之。"

【组成】川乌、当归、麻黄、荜澄茄、柴胡、生姜、干姜、人参、泽泻、黄连、青皮各0.6克，厚朴、吴茱萸、草豆蔻仁、黄芪、黄柏各1.5克，升麻、木香、半夏、茯苓、益智仁各0.9克。

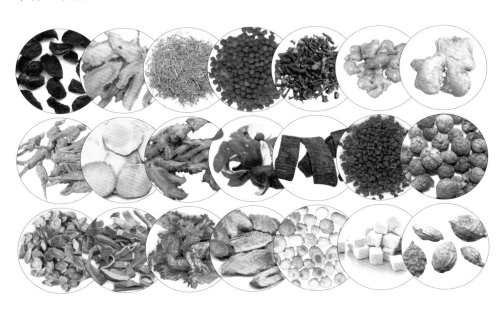

【用法】水煎服。每日1剂，食前热服。也可改用丸药，上药共研为末，汤浸蒸饼为丸，如梧桐子大。每服6～9克，日服2次。

【功用】温散寒邪，理气消胀，益气健脾。

【主治】中满寒胀，症见二便不通、四肢不温、腹中寒、心下痞、食入反出、下焦躁寒沉厥、奔豚不收。

【方义方解】　脾（胃）肾虚寒，湿浊内郁为本方的主证。气机阻滞、血行不畅及湿郁化热均为本方的兼证。方中用辛热之干姜温中散寒，以助脾运化水湿；吴茱萸味辛大热，入肝脾肾经，散寒燥湿，温助脾肾之阳，二药共为君药。草豆蔻散寒燥湿，温中止呕；荜澄茄既能暖脾胃而行滞气，又可温肾与膀胱；川乌散寒除湿；益智仁温暖脾肾散寒；茯苓、泽泻渗利湿浊，使湿浊从小便而去，俱为臣药。君臣相配，除湿散寒，暖脾胃温肾，利小便作用尤强。青皮、陈皮、厚朴理气燥湿，消痞除满；人参、黄芪补气健脾，以助脾运；升麻、柴胡升清气，清升则浊降；麻黄开毛窍，使寒湿从汗而出；半夏燥湿化痰，和胃降逆；当归和血；生姜温胃散寒；黄连、黄柏清热燥湿，以去湿郁之热，共为佐药。诸药相配，使寒得散，虚得补，气得顺，湿从上下分消，则中满寒胀自除。

【运用】

1. **辨证要点**　主要用于治疗脾失健运、脘腹胀满之证。临床应用以腹部膨胀、口苦、小便不利、苔黄腻，为其辨证要点。

2. **加减变化**　腹胀甚、大便不通者，可加大黄、牵牛；有黄疸者，加茵陈；水气偏盛者，去甘草，加大腹皮。

3. **现代运用**　常用于治疗肝硬化腹水、慢性肾炎等病症。

4. **注意事项**　忌房事、酒、湿面、生冷及油腻等物。

【方论精粹】

1. 汪昂《医方集解》："川乌、二姜、吴茱、澄茄、益智、草豆蔻，除湿开郁，暖胃温肾以祛其寒；青皮、厚朴以散其满；升麻、柴胡以升其清；茯苓、泽泻以泻其浊；人参、黄芪以补其中；陈皮以调其气；当归以和其血；麻黄以发其汗；半夏以燥其寒；黄连、黄柏以祛湿中之热，又热因寒用也"。

2. 费伯雄《医方论》："此方于大队温补中，用黄连、黄芪，所谓从权以寒热药下之也。于中又升散，又分利，虽属开鬼门，洁净府之法，究竟歧路太多矣。"

散肿溃坚汤

【方歌】

> 散肿溃坚知柏连，花粉黄芩龙胆宣，
> 升柴翘葛兼甘桔，归芍棱莪昆布全。

【方源】 《李东垣试效方》："治瘰疬马刀挟瘿，从耳下或耳后下颈至肩，或入缺盆中，乃手足少阳经分；其瘰疬在颈下或至颊车，乃足阳明经分受心脾之邪而作也。今将三证合而治之。"

【组成】 黄芩（半酒炒，半生用）24 克，知母（酒制）、黄柏（酒炒）、龙胆草（酒炒）、天花粉、桔梗、昆布（酒炒）各 15 克，柴胡 12 克，升麻、连翘、炙甘草、三棱（酒炒）、莪术（酒炒）各 9 克，葛根、当归、芍药各 6 克，黄连 3 克。

【用法】 上药共研细末。每服 18～21 克，先用水浸半日后煎，热服，日服 2 次。本方苦寒，不宜久服；如属病久正虚者，忌服。

【功用】 行气活血，消肿化坚，清热泻火，化痰散结。

【主治】 瘰疬，马刀结硬如石或已破流脓水者。

【方义方解】 瘰疬结核，多发生在耳后颈部，甚或下连肩部，小者为瘰，大者为疬，连贯如串者为瘰疬。本方是内消散肿溃坚之剂。方中黄芩、黄柏、黄连、龙胆草、知母等清泻肝胆三焦实火；柴胡、连翘清热散结；升麻、葛根解毒升阳；天花粉、桔梗化痰排脓；当归尾、芍药、三棱、莪术行气活血，散结消肿而止痛；昆布软坚散结；甘草解毒和中。且桔梗能载药上行，柴胡可引药入肝胆之经络。所以本方对瘰疬化脓、或未化脓肿痛而体质壮实者均可用之。

【方论精粹】

王昂《汤头歌诀》："连翘、升、葛解毒升阳，甘、桔、花粉排脓利膈，归、芍活血，昆布散痰，棱、莪破血行气，龙胆、知、柏、芩、连大泻诸经之火也。"

加减平胃散

【方歌】

> 平胃陈苍厚草寻，健脾燥湿用调停，
> 胸前饱闷如伤食，嘈杂吞酸总可行。

【方源】 《脾胃论》："治脾胃不和，不思饮食，心腹胁肋，胀满刺痛，口苦无味，胸满气短，呕哕恶心，噫气吞酸，面色萎黄，肌体瘦弱，怠惰嗜卧，体重节痛，常多自利，或发霍乱，及五噎、八痞、膈气、反胃。"

【组成】 甘草（锉，炒）60克，厚朴（去粗皮，姜制炒香）、陈皮（去白）各96克，苍术（去粗皮，米泔浸）150克。

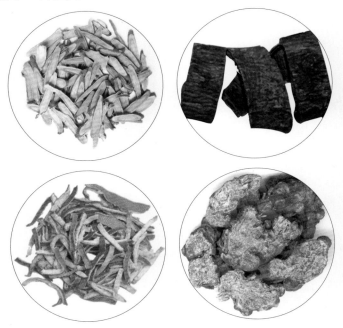

【用法】 上为细末。每服6克，水1盏，加生姜3片，大枣2枚，同煎至7分，去滓温服；或去生姜、大枣，带热服，空心食前；入盐1捻，沸汤点服亦得。

【**功用**】　调气暖胃，化宿食，消痰饮，辟风寒冷湿四时非节之气。

【**主治**】　湿滞脾胃证。脘腹胀满，不思饮食，口淡无味，恶心呕吐，噫气吞酸，肢体沉重，怠惰嗜卧，常多自利，舌苔白腻而厚，脉缓。

【**方义方解**】　本方为湿滞脾胃之证，以燥湿运脾，行气和胃立法。方中以苍术为君，以其味苦，性温而燥，最善燥湿，兼以健脾，能使湿去而脾运有权，脾健则湿邪得化。臣以厚朴，本品苦温，不但善行气消满，且有苦燥芳化之性，行气祛湿两者兼顾，与苍术相伍，燥湿以健脾，行气以化湿，湿化气行则脾气健运。二药合用加强燥湿运脾之力。佐以陈皮理气和胃，芳香醒脾，助苍术燥湿；协厚朴行气。陈皮、厚朴芳香化湿，有醒脾调中之功。甘先入脾，脾得补而健运，则使以甘草，既可调和诸药，又能甘缓和中。用法中加入生姜、大枣，则调和脾胃之功益佳。全方以燥湿为主，行气为辅，俾湿浊得化，气机调畅，脾得健运，胃气和降，则湿阻气滞诸证自除。

君	苍术	味苦性温，最善燥湿，兼以健脾，能使湿去而脾运有权，脾健则湿邪得化
臣	厚朴	苦温，行气祛湿两者兼顾，与苍术相伍，燥湿以健脾，行气以化湿，湿化气行则脾气健运
佐	陈皮	理气和胃，芳香醒脾，助苍术燥湿；协厚朴行气。
使	甘草	既可调和诸药，又能甘缓和中

【**运用**】

1. **辨证要点**　本方为燥湿和胃的基础方，临床运用以脘腹胀满，舌苔厚腻为辨证要点。

2. **加减变化**　如小便赤涩，加白茯苓、泽泻；如米谷不化，食饮多伤，加枳实；如胸中气不快，心下痞气，加枳壳、木香；如脾胃困弱，不思饮食，加黄芪、人参；如心下痞闷，腹胀者，加厚朴，甘草减半；如遇夏，则加炒黄芩；如遇雨水湿润时，加茯苓、泽泻；如遇有痰涎，加半夏、陈皮；凡加时，除苍术、厚朴外，根据例加之，如一服 15 克，有痰加半夏五分；如嗽，饮食减少，脉弦细，加当归、黄芪。如脉洪大缓，加黄芩、黄连；如大便硬，加大黄 9 克，芒硝 6 克，先嚼麸炒桃仁，后以药送下。

3. 现代运用　常用于传染性肝炎、慢性胃炎、胃及十二指肠溃疡、慢性肠炎、肠梗阻、蛔虫性食管梗阻、闭经、经前期紧张综合征、子宫颈炎、百日咳、小儿厌食症、婴幼儿腹泻、急性湿疹、男性性功能低下、口腔黏膜腺癌等辨证属湿滞脾胃者。

4. 注意事项　本方辛苦温燥，易伤正耗阴，故阴虚气滞、脾胃虚弱者以及孕妇不宜使用。

【方论精粹】

1. 吴昆《医方考》："湿淫于内，脾胃不能克制，有积饮痞膈中满者，此方主之。此湿土太过之证，《经》曰敦阜是也。苍术味甘而燥，甘则入脾，燥则胜湿；厚朴味温而苦，温则益脾，苦则燥湿，故二物可以平敦阜之土。陈皮能泄气，甘草能健脾，气泄则无湿郁之患，脾强则有制湿之能，一补一泄，又用药之则也。是方也，惟湿土太过者能用之，若脾土不足及老弱、阴虚之人，皆非所宜也。"

2. 张介宾《景岳全书》："夫所谓平胃者，欲平治其不平也，此东垣为胃强邪实者设。故其性味从辛从燥从苦，而能消能散，惟有滞有湿有积者宜之。今见方家每以此为常服健脾之剂，动辄用之，而不察可否，其误甚矣。"

3. 汪汝麟《证因方论集要》："胃为水土之脏，生于申。水谷之入于胃也，分为三隧，其糟粕一隧，下入小肠传于大肠，全赖燥火二气变化传送，若火不温而金不燥，失其长生之气，上虽有心阳以扶土，而下焦川渎失利，则胃中泛隘而成卑湿之土，为湿满，为濡泻。"

选奇汤

【方歌】

> 选奇汤中用羌活，防风黄芩炙草着；
> 祛风散邪功专擅，眉棱骨痛此方酌。

【方源】 《兰室秘藏》卷上："治风热上犯，眉棱骨痛不可忍，或头目眩晕。"

【组成】 炙甘草（夏月生用）、羌活、防风各 9 克，黄芩（酒炙）3 克（冬月不用。如能食是热痛，倍加之）。

【用法】 每服 15 克，用水 300 毫升，煎至 150 毫升，去滓。食后服。

【功用】 祛风散寒，温肺益气。

【主治】 风热上犯，眉棱骨痛不可忍，或头目眩晕。

【方义方解】 方中羌活辛温芳香，上行发散，除在表之风寒湿邪最宜，是为君药；防风辛温发散，祛风胜湿，通络解痉，是为臣药；黄芩清泄气分之热，又制辛温之燥，是为佐药；甘草和中缓急，调和诸药，是为使药。四药相合，有发表祛风，胜湿止痛，解表清里，和中补虚之妙。

君	羌活	辛温芳香，上行发散，擅于除在表之风寒湿邪
臣	防风	辛温发散，祛风胜湿，通络解痉
佐	黄芩	清泄气分之热，又制辛温之燥
使	甘草	和中缓急，调和诸药

【运用】

1. **加减变化** 湿热头风，遇风即发加川芎、柴胡、黄连；偏正头风兼风火而发，加石膏、葱白、豆豉、芽茶。

2. **现代运用** 眉棱骨疼痛，三叉神经痛等。

壮本丹

【方歌】

> 壮本丹中用杜仲，巴戟故纸肉苁蓉，
> 茴香再与青盐配，益肾强筋腰痛痊。

【方源】 《兰室秘藏》："治肾虚腰痛，久则寒冷。"

【组成】 杜仲、补骨脂（盐水炒）、茴香各 30 克，肉苁蓉、巴戟天、青盐各 15 克。

【用法】 上药为细末，将猪腰子剖开，入药在内，缝住，纸包煨熟。每服 1 个，黄酒送下。也可改用饮片作汤剂水煎服，各药用量按常规剂量酌减。

【功用】 益肾补腰，强筋壮骨。

【主治】 肾虚腰痛、畏寒。

【方义方解】 方用肉苁蓉、巴戟天温肾壮阳；配以杜仲、补骨脂、茴香、青盐壮骨强筋，温通气血。合而用之，共奏益肾补腰、强筋壮骨之功。

【运用】

1. **辨证要点** 主要用于治疗腰痛症。临床应用以体虚肾亏所致之腰痛、畏寒为其辨证要点。

2. **加减变化** 若腰椎骨质增生，加五加皮、宣木瓜；肾下垂，加黄芪、升麻；腰痛甚者，加威灵仙、川牛膝；腰膝酸软，加桑寄生、川续断。

3. **现代运用** 可用于肾虚腰痛和老年腰椎骨质增生、腰肌劳肌及肾下垂所致之腰痛。

【方论精粹】

龚信《古今医鉴》："治肾虚腰痛，久则寒冷，此药壮筋骨，补元阳，利大小，养丹田，治腰痛之妙剂。"

丽泽通气汤

【方歌】

> 丽泽通气羌独苍，麻黄椒芷防葱姜；
> 升葛芪草配红枣，益气解表鼻病安。

【方源】 《兰室秘藏》："治鼻不闻香臭，方用丽泽通气汤。"

【组成】 黄芪12克，苍术、羌活、独活、防风、升麻、葛根各9克，炙甘草6克，川椒、白芷各3克。冬月加麻黄（不去节）。

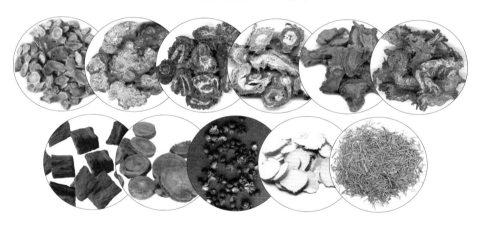

【用法】 每服15克，加生姜3片，枣2枚，葱白10厘米，同煎至150毫升，去滓，空腹时温服。服药期间，忌食一切冷物，及风寒凉处坐、卧、行、立。

【功用】 辛温散寒，益气解表。

【主治】 体虚不足，外感寒邪，久病鼻窍室塞不利，不闻香臭。

【方义方解】 本证因气虚外感风寒所致，用黄芪益气；羌活、独活、升麻、葛根、防风、麻黄、川椒、白芷祛风散寒通窍；苍术、炙甘草燥湿和中。方中以风药升散除湿，鼻窍自通。

广大重明汤

【方歌】

> 广大重明洗眼方，龙胆甘草细辛防。
> 别有普济姜连散，黄连干姜痛痒良。

【方源】 《兰室秘藏》："治两目睑赤烂，热肿疼痛，并稍赤，及眼睑痒痛，抓之至破，眼楞生疮，目多眵泪，隐涩难开。"

【组成】 龙胆草（酒炒）、防风、生甘草、细辛各3克。

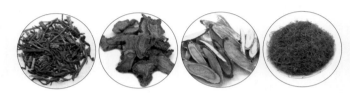

【用法】 水煎去渣，清液带热洗。

【功用】 清热疏风，消肿止痛。

【主治】 过敏性眼睑皮炎。

【方义方解】 本证乃肝经风热所致，用龙胆草清肝，防风、细辛祛风，生甘草和中。

【运用】

1. **加减变化** 风邪甚者（证见眼睑奇痒，皮肤红赤不甚而干燥，粗糙起皱，无溃烂渗水）加荆芥、蝉蜕；湿邪偏重者（证见红、痒、痛等不重，而起水泡，溃破流黏水）加苦参、白鲜皮；热邪偏重（眼睑灼痛为主，皮肤红肿生脓瘢，溃烂后流脓水）加红藤、大青叶。

2. **现代运用** 急、慢性结膜炎，春季卡他性结膜炎，沙眼，睑缘炎，过敏性眼炎等病，属风热并重者。

【附方】 姜连散（《普济方》）干姜、黄连各15克。捣罗同为粗末，以绵裹之，沸汤泡，闭目乘热频洗。功能泻火散邪，解痛止痒。应用基本同广大重明汤。

黄连消毒散

【方歌】

> 黄连消毒散芪参，知柏连翘草藁陈；
> 羌活二防生地木，当归桔梗及黄芩。

【方源】 《东垣试效方》卷三："戊申岁，以饮酒太过，脉候沉数。九月十七日至真定，脑之下、顶之上出小疮，不痛不痒，谓是白疮，漫不加省。是夜宿睡善甫家，二日后觉微痛，见国医李公明之，不之问，几三见之，终不以为言。又二日，脑项麻木，肿势外散。热毒焮发，且闻此府刘帅者，近以脑疽物故，便疑之。三日间，痛大作，夜不复得寐。二十二日请镇之疡医，遂处五香连翘；明日再往，又请同门一医共视之，云：此疽也；然而不可连疗。十八日得脓，俟脓出用药，或砭刺，三月乃可平，四月如故。予记医经：凡疮见脓，九死一生；果如二子言，则当有束手待毙之悔矣。乃诣姨兄韩参谋彦俊家，请明之诊视。明之见疮，谈笑如平时，且谓予言：疮固恶，子当恃我，无忧恐耳。膏粱之变，不当投五香，五香已无及，且疽已八日，当先用火攻之策，然后用药。午后以大艾炷如两核许者攻之，至百壮，乃痛觉。次为处方云，是足太阳膀胱之经，其病逆，当反治。脉中得弦紧，按之洪大而数，又且有力，必当伏其所主，而先其所因；其始则同，其终则异，可使破积，可使溃坚，可使气和，可使必已。必先岁气，无伐天和。以时言之，可收不可汗；经与病禁下，法当结者散之，咸以软之。"

【组成】 苏木、泽泻、黄芪、陈皮各0.6克，人参、甘草各0.9克，生地黄、连翘、防风、独活、当归、知母各1.2克，黄芩、藁本、桔梗、防己、黄柏各1.5克，黄连、羌活各3克。

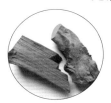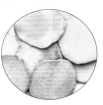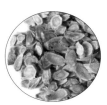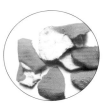

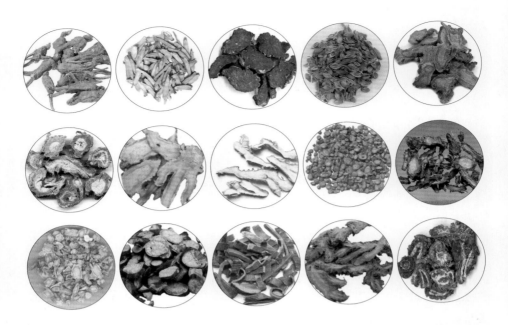

【用法】 上锉，如麻豆大，都作一服。水3盏，煎至1.5盏，去滓，食后温服。

【功用】 疏风除湿，清热解毒，活血消肿。

【主治】 脑疽，背疽，附骨疽，喉外生痈，耳疔及骨槽风等。

【方义方解】 君以黄芩、黄连、黄柏、生地黄、知母酒制之，本经羌活、独活、防风、藁本、防己、当归尾、连翘以解结；黄芪、人参、甘草配诸苦寒者三之一，多则滋营气、补土也；其中人参、陈皮以补胃气；当归去恶血；生地黄、防己除膀胱留热；泽泻助秋去酒之湿热；凡此诸药，必得桔梗为舟楫，乃不下沉。

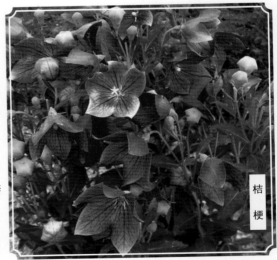

桔梗

【运用】

1. **辨证要点**　临床痈疽疮疡，红肿热痛，憎寒壮热，大渴引饮，口苦唇焦，便秘烦躁，脉洪数为辨证要点。

2. **现代运用**　临床上常用于疮疡，颊疡，脑疽，牙疔，重舌症，木舌症。

【方论精粹】

1. 陈实功《外科正宗》："脑疽治验，一男子生项疽十余日，视其势颇甚，根连左右，耳项并肿，红赤热，脉浮而数。先用黄连消毒散二服退其大势，跟脚稍定后用托里消毒散，敬服不觉腐溃。但诊脉浮无力，询知患者年过五旬，久艰嗣息，房中又有妾人，多兼思虑劳欲太过，损伤元气故也。又疮势又大，止能起发，不能培养为脓。更用十全大补汤加桔梗、白芷、倍人参、白术各三钱，外用桑木灸法，早晚二次灸之。又涂紫霞膏，数日病者头面俱肿，双目合缝，形状可畏，然后腐溃，并作脓出，日至数升，如此半月。因前药尚不胜其事，内加烦躁不宁，五心烦热，饮食渐少等症，此乃脓水出多，气血走泄，为虚火假症之故，虽变不妨。随用圣愈汤，一服不应，又进一服，加熟附子二钱，熟附子方应，前症悉退。次以人参荣荣汤加麦冬、五味，参、术常倍至三钱，调理月余，后至脑骨腐肉，连发片片脱下，其状狼狈，不可观瞻，凡相视者无不点头惊讶。又恐腐溃深大，补不及事，每日粥食中用人参三钱，凡餐分入同煮食之，以接补脾元，后方元气渐醒，调理四月而愈。彼后一年，反生其子，以承后祀也。"

2. 王肯堂《证治准绳》："王肯堂曰：丹毒发疽，背上细瘰无数，浸淫一二尺，如烫伤，烦躁多渴，因服丹石刚剂所致。红润者生，紫黯者死，恶证少者，黄连消毒散、国老膏；恶证多，神昏脉躁，膨胀呕哕者死。"

3. 罗天益《卫生宝鉴》："膏粱之度，发背、脑疽始觉者。"

4. 徐用诚《玉机微义》："痈疽发于脑项，或背太阳经分，肿势外散，热毒焮发，麻木不通者，或痛而发热。"

5. 薛己《外科枢要》："脑疽，背疽，肿焮疼痛或麻木。"

连翘散坚汤

【方歌】

> 李杲连翘散坚汤，气毒瘰疬马刀疮，
> 归芍柴芩棱莪草，土瓜龙胆黄连苍。

【方源】 《兰室秘藏》卷下："治耳下或至缺盆，或肩上生疮，坚硬如石，动之无根，名马刀疮。从手、足少阳经中来也。或生两胁，或已流脓，作疮未破，并皆治之。"

【组成】 柴胡36克，草龙胆（酒洗四次）、土瓜根（酒制）各30克，黄芩（酒炒二次）21克，当归、生黄芩、莪术、京三棱（同莪术酒炒）、连翘、芍药各15克，炙甘草9克，黄连（酒炒二次）、苍术各6克。

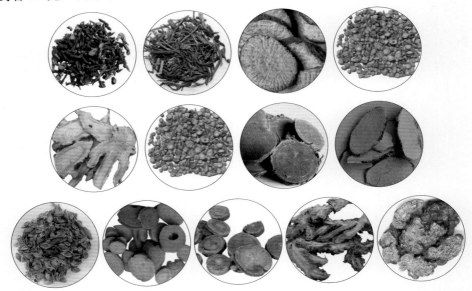

【用法】 用上药的1/2为细末，炼蜜为丸如绿豆大，每服100丸；另1/2粉碎，每服用15克，加水200毫升，先浸多半日，煎至100毫升时，去渣，临卧热服，去枕仰卧，每门作10次咽下，留1口送下丸药，服毕卧如常，更以龙泉散涂之。

【功用】　疏肝理血，燥湿化痰。

【主治】　马刀疮。

【方义方解】　柴胡、赤芍疏肝解郁；当归、京三棱、莪术活血，软坚，消肿；连翘、土瓜根、龙胆草、黄芩、黄连清热解毒，防其化毒；苍术除湿健脾；炙甘草益气解毒。诸药合用，共奏疏肝行气、活血消肿、软坚散结之功。

【运用】

1. **辨证要点**　临床以耳下或肩上瘰疬，脉弦数为辨证要点。

2. **现代运用**　临床常用于治颈淋巴结炎等症。

【方论精粹】

1.虞抟《医学正宗》："治马刀、瘰疬、流注，遍体作核作疮。柴胡一钱半，草龙胆酒炒四次、土瓜根酒炒各一钱二分，黄芩酒炒三次一钱，当归、生黄芩、蓬术酒炒、三棱酒炒、连翘、白芍药酒炒各七分，炙甘草五分，黄连酒炒、苍术各四分。上锉，作一贴，水浸半日乃煎，去枕仰卧，一口作十次咽之，留一口送下丸药。另取一剂为细末，蜜丸绿豆大，每百丸，以煎药水送下，更以龙泉散涂之。"

2.沈金鳌《杂病源流犀烛》："排行成列，或绕遍项，或二三，或六七，或赤或白，或沉或浮，初如豆，久似梅，甚如鸡卵，此名蟠蛇疬，忧思劳力，则疼痛赤肿，早治为急宜栀子清肝汤、连翘散坚汤。"

3.林珮琴《类证治裁》："疬核坚而不移者，连翘散坚汤、海藻溃坚汤。"

三　棱

药 材 档 案

别名：荆三棱、京三棱、光三棱、红蒲根。

药材特征：本品呈圆锥形，略扁，长 2～6 厘米，直径 2～4 厘米。表面黄白色或灰黄色，有刀削痕，须根痕小点状，略呈横向环状排列。体重，质坚实。气微。味淡，嚼之微有麻辣感。

性味归经：辛、苦，平。归肝、脾经。

功效主治：破血行气，消积止痛。适用于癥瘕痞块，痛经，瘀血经闭，胸痹心痛，食积胀痛。

龙泉散

【方歌】

> 李杲龙泉敷诸疬，瓦粉龙泉莪术棱，
> 昆布共研为细末，滚水调涂速又灵。

【方源】 《兰室秘藏》卷下："治瘰。马刀挟瘿从耳下或耳后下颈至肩上或入缺盆中，乃手、足少阳之经分其瘰，在颔下或之颊车，乃足阳明之经分受心脾之邪而作也，今将二证合而治之。"

【组成】 龙泉粉（炒）、瓦粉、莪术（酒浸炒干）、京三棱（酒洗，炒）、昆布各15克。

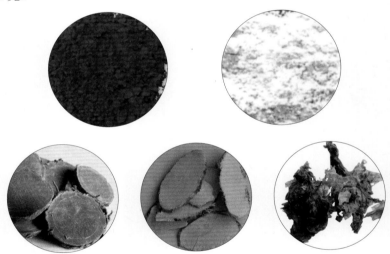

【用法】 上共研极细，滚水调涂患处，用此消坚尤速。

【功用】 软坚散结。

【主治】 诸般瘰疬，未成者消，已成者溃。

【方义方解】 本证因痰瘀互结所致，则用龙泉粉、瓦粉、昆布化痰软坚；京三棱、莪术活血散结。诸药合用，共奏软坚散结之功。

活血通经汤

【方源】 《兰室秘藏》卷下："灵寿县董监军，癸卯冬大雪时，因事到真定，忽觉有风气暴至。诊候，得六脉俱弦甚，按之洪实有力。其证，手挛急，大便秘涩，面赤热，此风寒始至加于身也。四肢者，脾也，以风寒之邪伤之，则搐急而挛痹，乃风淫末疾，而寒在外也。《内经》曰'寒则筋挛'，正谓此也。本人素饮酒，内有实热，乘于肠胃之间，故大便秘涩而面赤热。内则手足阳明受邪，外则足太阴脾经受风寒之邪。用桂枝、甘草以却其寒邪，而缓其急搐。又以黄柏之苦寒滑，以泻实而润燥，急救肾水。用升麻、葛根以升阳气，行手足阳明之经，不令遏绝。更以桂枝辛热，入手阳明之经为引。用润燥复以芍药、甘草专补脾气，使不受风寒之邪，而退木邪专益肺金也。加人参以补元气为之辅佐，加当归去里急而和血润燥。此药主之。"

【组成】 芍药1.5克，升麻、葛根、人参、当归、炙甘草各3克，黄柏（酒制）、桂枝各6克。

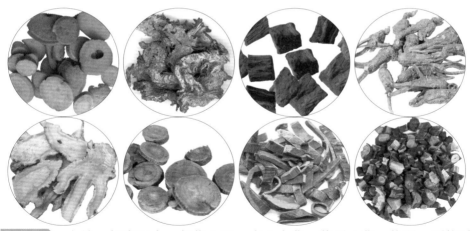

【用法】 上锉，如麻豆大。都作1服，水2大盏，煎至1盏，热服，不拘时候。令暖房中近火摩搓其手。

【功用】 活血通经，缓急润燥。

【主治】 风气暴至，六脉俱弦甚，按之洪实有力，挛急，大便秘涩，面赤热。

【方义方解】 方中用桂枝、炙甘草以却其寒邪而缓其急搐；以黄柏之苦寒以泻其实而润燥，急救肾水；用升麻、葛根以升阳气，行手足阳明之经，不令遏绝；更以桂枝辛热入手阳明之经，为引用，润燥；复以芍药、炙甘草专补脾气，使不受风寒之邪而退木邪，专益肺经也；加人参以补元气，为之辅佐；加当归去里急而和血润燥。

君	桂枝	辛温，发表散寒
臣	升麻	升阳气，兼可散风
	葛根	
	酒黄柏	苦寒，清散里热
佐	人参	补气健脾
	当归	和血润燥通便
	芍药	和里缓急止痛
使	炙甘草	益气健脾，调和药性

【方论精粹】

魏之琇《续名医类案》："李东垣治董监军……用桂枝、甘草以却寒邪，而缓其急搐；黄柏之苦寒，以泻实而润燥，急救肾水；用升麻葛根以升阳气，行手足阳明经，不令遏绝；更以桂枝辛热，入手阳明经为引用。润燥复以白芍，甘草专补脾气，使不受风寒之邪，而退木邪，专益肺筋也。加人参以补元气，为之辅佐。加归身去里急而和血润燥，名活血通经汤。桂枝二钱，白芍五分，余皆一钱，水二盏半，煎至一盏，乘热服之，令卧暖房中，近火摩搓其手乃愈。"

当归郁李仁汤

【方源】 《兰室秘藏》卷下："治痔漏，大便硬，努出大肠头，下血，苦痛不能忍。"

【组成】 郁李仁、皂角仁各3克，枳实2.1克，秦艽、麻仁、当归、生地黄、苍术各1.5克，大黄（煨）、泽泻各0.9克。

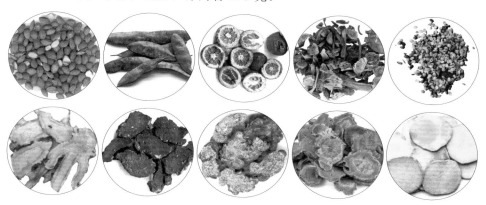

【用法】 上锉如麻豆大，除皂角仁别为末，水750毫升，煎至250毫升，去滓，入皂角仁末调，空腹，食前服之。忌风寒处大小便。

【功用】 清热止血，润肠通便。

【主治】 痔漏，便秘。症见患痔焮肿，肛门坠痛，兼下血，大便干燥，舌红苔黄，脉洪大，按之则涩。

【方义方解】 方中郁李仁甘平而质润，润肠通便，又能行肠中气滞，腑气顺而大便通；皂角能托毒排脓，消肿止痛，取其仁又能润肠通便，为治疗痔疮便秘常用药，两药均为君药。枳实行气通便，助君药通下力，当归养血活血，润燥通便，能助君药润肠通便之力，为臣药。麻仁润肠通便，生地黄养阴润肠通便，两药助君药下之力，并少佐大黄泻热通便，秦艽清虚热，苍术健脾以助通便，泽泻泻湿浊，有助于通导大便。诸药合用，共奏清热止血、润肠通便之功。

君	郁李仁	甘平而质润，润肠通便，又能行肠中气滞，腑气顺而大便通
	皂角仁	托毒排脓，消肿止痛，为治疗痔疮便秘常用药
臣	枳实	行气通便，助君药通下力
	当归	养血活血，润燥通便，能助君药润肠通便之力
佐	麻仁	润肠通便
	生地黄	养阴润肠通便
	大黄	泻热通便
	秦艽	清虚热
	苍术	健脾以助通便
	泽泻	泻湿浊，有助于通导大便

【运用】

1. **辨证要点**　临证以患痔焮肿，大便干燥，舌红苔黄，脉洪大按之涩为辨证要点。

2. **加减变化**　出血较多者，加白茅根、地榆、槐花；口干口苦者，加蒲公英、白花蛇舌草。

3. **现代运用**　常用脱肛、痔疮、肛瘘等所致便秘，习惯性便秘等属大肠热盛者。

4. **注意事项**　避风寒，忌房事、酒湿面、大辛热物。

升阳举经汤

【方源】 《兰室秘藏》："经水不止，如右尺脉控之空虚，是气血俱脱大寒之证。轻手其脉数疾，举指弦紧或涩，皆阳脱之证，阴火亦亡。见热证于口鼻眼，或渴，此皆阴躁阳欲先去也，当温之、举之、升之、浮之、燥之，此法当大升浮血气，切补命门之下脱也。"

【组成】 肉桂（去皮，盛夏不用）、白芍、红花各 1.5 克，细辛 1.8 克，人参、熟地黄、川芎各 3 克，独活、黑附子（炮裂，去皮、脐）、炙甘草各 5 克，羌活、藁本、防风各 6 克，白术、当归、黄芪、柴胡各 9 克，桃仁（汤浸，去皮、尖）10 个。

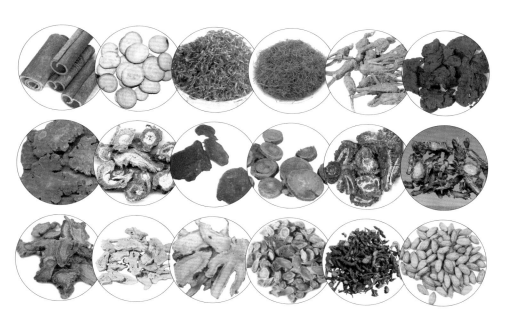

【用法】 上为粗末。每服 9 克，用水 450 毫升，煎至 150 毫升。空腹时热服。

【功用】 补血益气，升阳调经。

【主治】 经水不止，右尺脉按之空虚，或轻按其脉速疾、举指弱紧而涩，气血俱脱等病症。

【方义方解】 本证乃因经血不止，气血俱脱，用黄芪、白术、炙甘草、人参补中益气固脱；黑附子、肉桂温阳回阳；羌活、藁本、防风、柴胡、独活、细辛升阳止血；当归、白芍、熟地黄、川芎、红花、桃仁养血活血调经、

【运用】

1. **辨证要点** 主要用于治疗妇女崩漏证。临床应用以月经过多、崩漏不止，为其辨证要点。

2. **加减变化** （1）功能性子宫出血：本方加旱莲草，可治疗功能性子宫出血所致的月经过多。如崩漏日久不止，可加阿胶、仙鹤草；少腹胀痛，加艾叶、乌药。（2）便血：本方加仙鹤草、灶心土，可治疗上消化道出血所致的便血。如脘腹疼痛明显者，可加香附、木香、延胡索。（3）贫血：本方加黄精、阿胶，可治疗贫血。如伴出血者，可加仙鹤草、旱莲草；神疲乏力、面色萎黄甚者，加龟甲胶、鹿角胶、肉苁蓉。

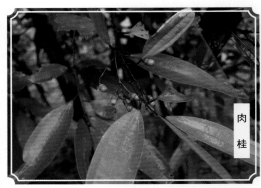

肉桂

3. **现代运用** 常用以治疗功能性子宫出血等所致的月经过多，贫血，便血，血尿等病症。

【方论精粹】

1. 吴昆《医方考》："血气，人身之阴阳也。阳主升，阴主降，阳根乎阴，阴根乎阳，一动一静，互为其根，则一升一降，循经而行，无崩陷也。若阳有余，则升者胜，血从上窍而出；阳不足，则降者胜，血从下窍而出，是方也。"

2. 汪昂《医方集解》："此足太阴、阳明药也。补中益气汤以益气升阳，退热收汗，加芍药以和血敛阴，黑栀子以清热止血。"

3. 张秉成《成方便读》："此为中气不固，经血下陷之证也。故以补中益气汤全方，取虚者补之，下者举之之义。加以白芍入血敛阴，庶有所收摄，不致如江河之日下。黑山栀亦能入血，取红见黑则止，血得寒则不妄行之意。虽治本，而兼治标耳。"

生姜和中汤

【方源】　《脾胃论》："治食不下，口干虚渴，四肢困倦。"

【组成】　生甘草、炙甘草各 0.3 克，黄芩（酒制）、柴胡、陈皮各 0.6 克，升麻 0.9 克，人参、葛根、藁本、白术各 1.5 克，羌活 2.1 克，苍术 3 克，生黄芩 6 克。

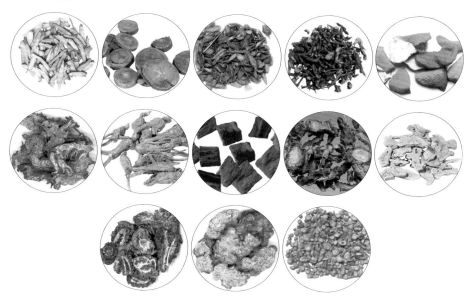

【用法】　上药切碎。作一服，水 300 毫升，生姜 5 片，大枣 2 枚，劈开，同煎至 150 毫升，去渣，稍热服之，食前服。

【功用】　清热燥湿，健脾益气。

【主治】　食不下，口干虚渴，四肢困倦。

【方义方解】　本证因中焦湿热，脾虚气陷所致。黄芩清热；苍术燥湿；并加人参、白术、陈皮、甘草健脾和胃；羌活、藁本、升麻、柴胡、葛根升阳除湿生津。诸药合用，使脾胃气虚之气得补，清阳得升，湿热除，则诸症自愈。

和中丸

【方源】 《脾胃论》："治病久虚弱，厌厌不能食，而脏腑或秘或溏，此胃气虚弱也。常服则和中理气，消痰去湿，浓肠胃，进饮食。"

【组成】 人参、干姜、橘红各 3 克，干木瓜 6 克，炙甘草 9 克。

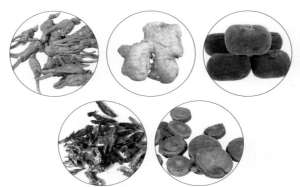

【用法】 上为细末，蒸饼为丸，如梧桐子大。每服 30 ～ 50 丸，温水送下，食前服。

【功用】 益气健脾，补胃进食，理气消痰。

【主治】 脾虚胃弱，纳少脘痞，干呕吞酸，或肿满。服寒药脾胃虚弱。久病虚弱，厌厌不能食。鼓证肿满初起，或因郁而成者。胃弱痞积，脾胃病纳少化迟。

【方义方解】 本证因脾胃虚寒、土虚木乘、失于健运所致，治宜健脾和胃。故用人参、干姜健脾温中；橘红行气和胃；干木瓜调和肝胃。诸药合用，使脾胃和，气滞行，痰饮化，湿浊去，肠胃厚，则诸症自愈。

【方论精粹】

湖南省中医药研究所《脾胃论注释》："方中人参补气，又用橘红利气，则补而不滞，利而不耗；重用炙甘草配干生姜，辛甘阳药有温脾助运的功用；配木瓜酸以敛阴，有养胃生津的效力。蒸饼为丸，有养脾胃消食化滞的作用。"

藿香安胃散

【方源】 《脾胃论》："治脾胃虚弱，不进饮食，呕吐不待腐熟。"

【组成】 藿香、丁香、人参各 7.5 克，橘红 15 克。

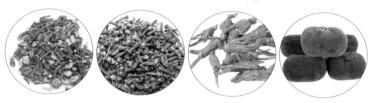

【用法】 前药四味，共为细末。每服 6 克，水 350 毫升，加生姜 3 片，同煎至 250 毫升，空腹时和滓冷服。

【功用】 益气健脾和中。

【主治】 脾胃虚弱，食欲不振，食即呕吐。

【方义方解】 本证因脾胃虚寒，胃气上逆所致，用橘红降逆止呕；丁香温中降逆；人参健脾益气；藿香化湿止呕。诸药合用，使脾胃气虚之气得补，清阳得升，浊阴自降，则诸症自愈。

君	藿香	芳香醒脾和胃，以化湿浊
臣	丁香	温胃散寒，降逆止呕
佐	人参	补益脾胃之气，升清阳
	橘红	理气和胃
使	生姜	加强温胃作用

135

木香人参生姜枳术丸

【方源】《脾胃论》:"开胃进食。"

【组成】 干姜7.5克,木香9克,人参10.5克,陈皮12克,枳实(炒黄)30克,白术45克。

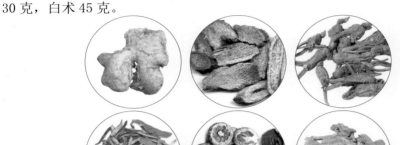

【用法】 上为细末,荷叶烧饭为丸,如梧桐子大。每服30～50丸,食前温水送下。

【功用】 健脾温中行气。

【主治】 开胃进食。

【方义方解】 本证因寒凝气滞、脾虚食积所致,用人参、白术健脾益气;干姜温中;木香、枳实行气;陈皮和胃降逆。

君	枳实	辛温,行气消痞
臣	人参	补益脾胃之气,升清阳
	白术	健脾燥湿
佐	干姜	温中散寒
	木香	行气消胀
	陈皮	健胃行气调中
使	荷叶烧饭	托中气上升

三棱消积丸

【**方源**】 《内外伤辨》："治伤生冷硬物，不能消化，心腹满闷。"

【**组成**】 京三棱（炮）、莪术（炒）、神曲（炒）各21克，青皮、巴豆（和糯米或粳米炒黑焦，去米）、茴香（炒）、陈皮各15克，丁香、益智仁各9克。

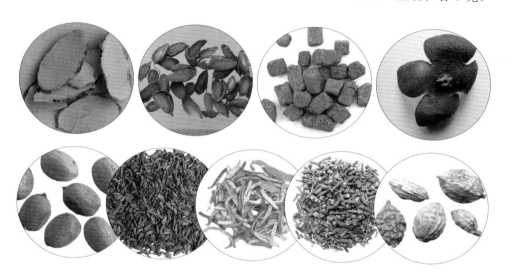

【**用法**】 上药研为细末，醋打面糊为丸，如梧桐子大。每服10丸，加至20丸，空腹时用温生姜汤送下。如大便已通，止后服。

【**功用**】 温中行气，攻积导滞。

【**主治**】 过食生冷硬物，不能消化，心腹满闷。

【**方义方解**】 本方中青皮、陈皮、京三棱、莪术行气除积；丁香、茴香、益智仁芳香理气，温中散寒；神曲消食和胃；巴豆攻逐冷积。

君	巴豆	辛热峻下，和糯米或粳米炒黑焦，化峻下为缓下
	京三棱	入血分，软坚散结
	莪术	

臣	丁香	芳香性温，温中兼散腹中冷气
	茴香	
	益智仁	
佐	陈皮	理气消胀
	青皮	
	神曲	消食和胃
使	生姜汤	和胃止呕

【运用】

1. **辨证要点**　本方以过食生冷、心腹胀痛、食入则胀痛加重、得温则舒、脉沉或紧为辨证要点。

2. **现代运用**　可用于治疗消化不良，胃肠痉挛等病症。

3. **注意事项**　脾虚食滞者，勿用本方。

巴　豆

药材档案

别名：巴菽、巴米、巴果、贡仔、刚子、江子、八百力、毒点子。

药材特征：主本品呈卵圆形，一般具三棱，长 1.8～2.2 厘米，直径 1.4～2 厘米。表面灰黄色或稍深，粗糙，有纵线 6 条，顶端平截，基部有果梗痕。破开果壳，可见 3 室，每室含种子 1 粒。种子呈略扁的椭圆形，长 1.2～1.5 厘米，直径 0.7～0.9 厘米，表面棕色或灰棕色，一端有小点状的种脐和种阜的疤痕，另一端有微凹的合点，其间有隆起的种脊；外种皮薄而脆，内种皮呈白色薄膜；种仁黄白色，油质。气微，味辛辣。

巴豆

性味归经：辛，热；有大毒。归胃、大肠经。

功效主治：外用蚀疮。适用于恶疮疥癣，疣痣。

雄黄圣饼子

【方源】 《脾胃论》："治一切酒食所伤，心腹满不快。"

【组成】 雄黄 15 克，巴豆（去油、心，膜）100 枚，白面（炒，筛二次）300 克。

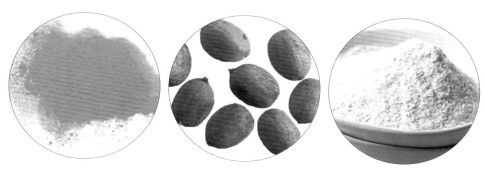

【用法】 上三味，除白面外，余药同研细末，再与面和匀，用新水搅和做饼，如手大，以浆水再煮至浮于水上，漉出，看硬软，捣作剂，丸如梧桐子大，然后捏作饼子。每次服 5 ～ 7 饼，渐加至 10 ～ 15 饼，空腹时用茶或酒送下。嚼食一饼，利一行；二饼，利二行，茶酒任下，食前。

【功用】 温下寒积。

【主治】 酒食伤胃，心腹满不快。

【方义方解】 本证因寒积阻滞，用雄黄辛散温通；巴豆攻积；白面为饼和中，顾护其胃气。

君	巴豆	辛热峻下，逐肠胃冷积
臣	雄黄	辛苦温，解酒食之毒，杀虫
使	白面	味甘性凉，养心除烦

感应丸

【方源】 《脾胃论》："治虚中积冷，气弱有伤，停积胃脘，不能传化；或因气伤冷，因饥饱食，饮酒过多，心下坚满，两胁胀痛，心腹大疼，霍乱吐泻，大便频，后重迟涩，久痢赤白，脓血相杂，米谷不消，愈而复发。"

【组成】 丁香、木香（去芦）各6克，巴豆（去皮心膜油，研）70个，杏仁（汤浸去皮尖，研膏）140个，百草霜30克，干姜15克，肉豆蔻30个。

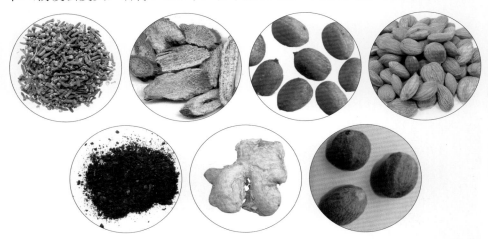

【用法】 上先将黄蜡用好醋煮，去滓秽，将巴豆、杏仁同炒黑，烟尽，研如泥，将黄蜡再上火，入小磨麻油15克，溶开，入在杏仁、巴豆泥子内，同搅，旋下丁香、木香等药末，研匀，搓作梃子，油纸裹了旋丸用。每服30～50丸，空腹时用温米饮送下，每日3次。

【功用】 温中消积。

【主治】 内伤生冷，腹痛肠鸣，米谷不化。

【方义方解】 丁香、木香暖胃和脾，杏仁消肉积而降气；干姜逐痼冷而散痞；巴豆善破沉寒，夺门宣壅，寒积深痼，非此莫攻；百草霜和中温散，亦能消积，统计诸药，同成温下之法。蜡丸空腹姜汤下，（用黄蜡之义最精。凡治积，新病宜急下，久病宜缓下。此治久积痼冷，乃缓下法也。）冷积泻痢真奇方。

君	巴豆	辛热峻下，逐肠胃冷积
	杏仁	宣降肺气，以通大便
臣	干姜	温中暖胃，祛除肠胃间冷积
	丁香	
	肉豆蔻	
佐	木香	行气消胀
	百草霜	消食止泻，又能制约巴豆的峻烈之性

【方论精粹】

费伯雄《医方论》："制方之法，极有巧思，然走者太走，而涩者太涩，偏师陷阵，终不如堂堂正正之为得也。誉之者叹为虽有巴豆，服之不泻，此不过藉蜡性为之封固耳，吾不敢以为神妙也。"

干 姜

药材档案

别名：均姜、白姜、干生姜。

药材特征：呈扁平块状，具指状分枝，长3～7厘米，厚1～2厘米。表面灰黄色或浅灰棕色，粗糙，具纵皱纹及明显的环节。分枝处常有鳞叶残存，分枝顶端有茎痕或芽。质坚实，断面黄白色或灰白色，粉性或颗粒性，内皮层环纹明显，维管束及黄色油点散在。气香、特异。味辛辣。

性味归经：辛，热。归脾、胃、肾、心、肺经。

功效主治：温中散寒，回阳通脉，温肺化饮。适用于脘腹冷痛，呕吐泄泻，肢冷脉微，痰饮喘咳。

白术安胃散

【方源】 《脾胃论》："治一切泻痢，无问脓血相杂，里急窘痛，日夜无度。又治男子小肠气痛，及妇人脐下虚冷，并产后儿枕块痛；亦治产后虚弱，寒热不止者。"

【组成】 五味子、乌梅（取肉，炒干）各15克，车前子、茯苓、白术各30克，罂粟壳（去顶蒂穰，醋煮1宿，炒干）90克。

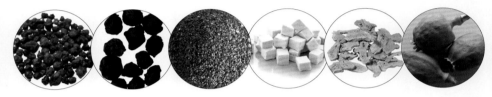

【用法】 上为末。每服15克，水200毫升，煎至100毫升，去滓，空腹温服。

【功用】 涩肠止泻，清利湿热。

【主治】 一切泻痢。

【方义方解】 本证因湿热阻滞、脾虚不固所致，用罂粟壳、五味子、乌梅涩肠止泻；白术健脾，车前子、茯苓清利湿热；方中罂粟壳有止痛之功，则本方也可以用于脾虚湿热疼痛者；五味子、乌梅有和肝敛肺之功效，也用于产后脾虚寒热不止者。

君	罂粟壳	涩肠止泻
臣	五味子	加强收敛止泻，养胃生津
	乌梅	
佐	白术	健脾燥湿，湿去则清阳不受困，脾阳自升
	茯苓	
	车前子	利水渗湿

圣饼子

【方源】 《脾胃论》:"治泻痢赤白,脐腹撮痛,久不愈者。"

【组成】 黄丹6克,定粉、硫黄、密陀僧各9克,轻粉少许。

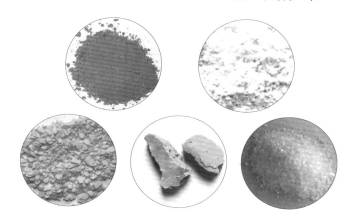

【用法】 上药研为细末,入白面12克,滴水和如指尖大,捻作饼子,阴干。空腹时用温浆水服之。大便黑色为效。

【功用】 温阳止痢。

【主治】 泻痢赤白,脐腹撮痛,久不愈者。

【方义方解】 本证因沉寒痼冷,凝滞肠络,气血瘀滞,用硫黄温阳,黄丹、定粉、密陀僧、轻粉解毒消积止痢;白面调和药性。

君	黄丹	消积解毒杀虫,收敛生肌
	定粉	
臣	硫黄	酸温,温阳通便
佐	密陀僧	坠痰导滞通便
	轻粉	
使	白面	味甘性凉,养心除烦

当归和血散

【方源】《脾胃论》："治肠澼下血，湿毒下血。"

【组成】川芎 1.2 克，青皮、槐花、荆芥穗、熟地黄、白术各 1.8 克，当归、升麻各 3 克。

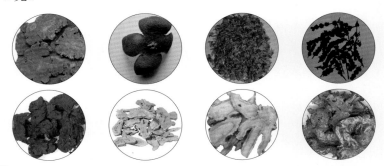

【用法】上药为细末。每服 6 ~ 9 克，清米饮汤调下，食前。

【功用】养血活血，清肠止血。

【主治】肠澼下血，湿毒下血。

【方义方解】本证因气血不足，风热或湿热毒邪壅滞肠道所致，用当归、熟地黄养血活血；升麻清热解毒升阳止痢；白术健脾；青皮、川芎理气活血；槐花、荆芥穗清热凉血止血。

君	槐花	清肠泄热，凉血止血
	当归	
臣	川芎	活血行气，养血滋阴
	熟地黄	
佐	白术	健脾摄血，燥湿止泻
	升麻	清热解毒，引清阳之气上升
	青皮	疏理气机，导浊气下降
	荆芥穗	清热凉血止血

升阳除湿汤

【方源】 《脾胃论》："治脾胃虚弱，不思饮食，肠鸣腹痛，泄泻无度，小便黄，四肢困弱。"

【组成】 甘草、大麦、蘖面（如胃寒腹鸣者加）、陈皮、猪苓各 0.9 克，泽泻、益智仁、半夏、防风、神曲、升麻、柴胡、羌活各 1.5 克，苍术 3 克。

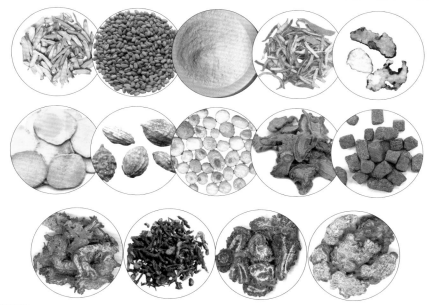

【用法】 上药切细。作一服，水 600 毫升，生姜 3 片，枣 2 枚，同煎至 200 毫升，去渣，空腹服。

【功用】 升阳祛湿和胃。

【主治】 伤湿，肿泻，肠鸣腹痛。

【方义方解】 本证因湿阻阳郁所致，用苍术运脾燥湿，益智仁、蘖面温中止泻；半夏、陈皮、神曲、大麦和胃；泽泻、猪苓祛湿；防风、升麻、柴胡、羌活升阳解郁；甘草甘缓和中、清热。

君	升麻	升阳举陷，以升下陷的清阳之气
	柴胡	
臣	苍术	祛风除湿，湿去则不再阻遏清阳，脾阳自升
	防风	
	羌活	
	泽泻	甘淡性寒，利水渗湿
	猪苓	
佐	陈皮	燥湿化痰
	半夏	
	蘗面	消食运脾，行气导滞
	神曲	
	益智仁	温中止泻
	生姜	调和营卫
	枣	
使	甘草	和中益气，调和诸药

【方论精粹】

尤怡《金匮翼》："东垣云：'虽有治湿必利小便之说，若湿从外来而入里，用渗利之剂以除之，是降之又降竭其阳，而复益其阴也。故用升阳风药即瘥。'大法云：'湿淫所胜，必助风以平之也。愚谓湿病用风药者，是助升浮之气，以行沉滞之湿，非以风胜之之谓也。'又湿在上在表者，多挟风气，非汗不能去也，荆、防、羌、麻，祛风之品，岂能行湿之事哉。"

诃黎勒丸

【方源】 《脾胃论》："治休息痢，昼夜无度，腥臭不可近，脐腹撮痛，诸药不效。"

【组成】 诃子（去核梢）15 克，椿根白皮 30 克，母丁香 3 个。

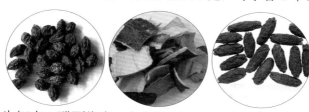

【用法】 上为细末，醋面糊丸，如梧桐子大。每服 9 克，陈米饭汤，入醋少许送下，3 日 3 服效。

【功用】 温中涩肠，清热止痢。

【主治】 休息痢，昼夜无度，腥臭不可近，脐腹撮痛，诸药不效。

【方义方解】 本证因下元阳虚，肠腑湿热所致，用椿根白皮清利湿热、涩肠止血；丁香温阳止痛；诃子涩肠止泻。

诃 子

药 材 档 案

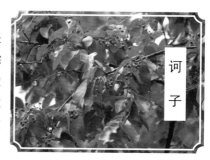

诃 子

别名：诃梨、诃黎、随风子、诃黎勒。

药材特征：本品为长圆形或卵圆形，长 2 ~ 4 厘米，直径 2 ~ 2.5 厘米。表面黄棕色或暗棕色，略具光泽，有 5 ~ 6 条纵棱线及不规则的皱纹，基部有圆形果梗痕。质坚实。果肉厚 0.2 ~ 0.4 厘米，黄棕色或黄褐色。

性味归经：苦、酸、涩，平。归肺、大肠经。

功效主治：涩肠止泻，敛肺止咳，降火利咽。适用于久泻久痢，便血脱肛，肺虚喘咳，久嗽不止，咽痛音哑。

导气除燥汤

【方源】 《脾胃论》："治饮食劳倦，而小便闭塞不通，乃血涩致气不通而窍涩也。"

【组成】 茯苓（去皮）、滑石（炒黄）各6克，知母（细锉，酒洗）、泽泻各9克，黄柏（去皮，酒洗）12克。

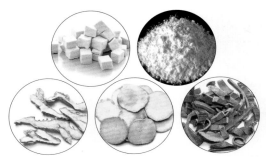

【用法】 每服15克，用水450毫升，煎至150毫升，去滓，空腹时稍热服。

【功用】 滋阴清热，利水通淋。

【主治】 血涩至气不通而致小便闭塞不通。

【方义方解】 本方以黄柏、知母滋肾阴，润肾燥，清其源而流自洁；茯苓、泽泻甘淡，与咸寒为伍，有利尿清热的作用；滑石为石药中的润药，利六腑之涩结，下达膀胱，润滑肠道。本方并无调气药物，而冠以导气二字，在于黄柏、知母经过酒洗，酒性散发起先升后降的作用，滑石炒黄借火性以行润滑之药，曰导气。

【运用】

1. **辨证要点** 临床应用以阴虚气滞，小便闭塞不通，或小便短少，淋漓不畅，茎中涩痛，舌红苔黄，脉滑数为辨证要点。

2. **加减变化** 本方能清热利湿，主治小便闭塞不通，或小便短少，淋涩，临证可加萹蓄、瞿麦等利水通淋药。

3. **现代运用** 今用于急性前列腺炎。

4. **注意事项** 肾虚、膀胱气化失常之癃闭，则非本方所宜。

丁香茱萸汤

【方源】 《脾胃论》："治胃虚呕哕吐逆，膈咽不通。"

【组成】 干姜、黄柏各 0.6 克，丁香、炙甘草、柴胡、陈皮、半夏各 1.5 克，升麻 2.1 克，吴茱萸、草豆蔻、黄芪、人参各 3 克，当归 4.5 克，苍术 6 克。

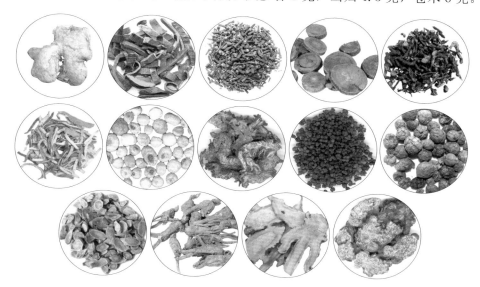

【用法】 上药研为粗末。每服 15 克，用水 600 毫升，煎至 300 毫升。去滓，空腹稍热服。

【功用】 温中燥湿，益气活血。

【主治】 胃虚呕哕吐逆，膈咽不通。

【方义方解】 本证因脾胃虚寒，气陷湿阻，胃气不降所致，用苍术燥湿运脾；黄芪、人参、炙甘草、升麻、柴胡补气升阳；陈皮、半夏、干姜、丁香、吴茱萸、草豆蔻温中降逆和胃；当归补血活血；黄柏清热。诸药合用，共奏温中燥湿、益气活血之功。

吴茱萸

药材档案

别名：茶辣、曲药子、伏辣子、食茱萸、臭泡子。

药材（饮片）特征：本品呈球形或略呈五角状扁球形，直径 2～5 毫米。表面暗黄绿色至褐色，粗糙，有多数点状突起或凹下的油点。顶端有五角星状的裂隙，基部残留被有黄色茸毛的果梗。质硬而脆，横切面可见子房 5 室，每室有淡黄色种子 1 粒。气芳香浓郁，味辛辣而苦。

性味归经：辛、苦，热；有小毒。归肝、脾、胃、肾经。

功效主治：散寒止痛，降逆止呕，助阳止泻。适用于厥阴头痛，寒疝腹痛，寒湿脚气，经行腹痛，脘腹胀痛，呕吐吞酸，五更泄泻。

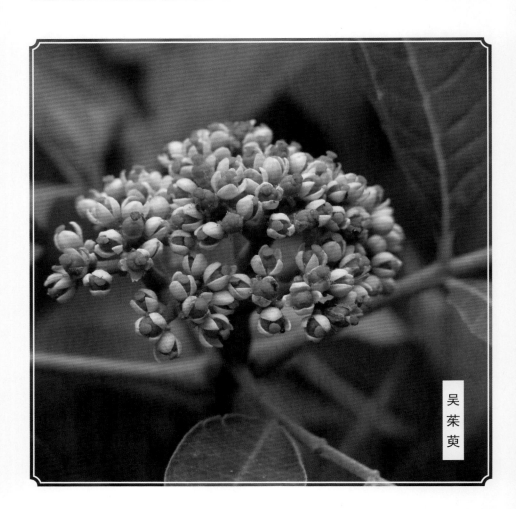

吴茱萸

黄芩利膈丸

【方源】 《兰室秘藏》卷下："除胸中热，利膈上痰。"

【组成】 生黄芩、炒黄芩各 30 克，半夏、黄连、泽泻各 15 克，胆南星、枳壳、陈皮各 9 克，白术 6 克，白矾 1.5 克。

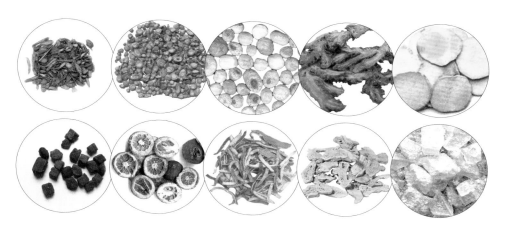

【用法】 上药为末，汤浸蒸饼为丸，如梧桐子大。每服 30 ～ 50 丸，空腹时用温开水送下。服药期间，忌服酒、湿面。

【功用】 清热化痰，行气宽胸。

【主治】 热痰内蕴，胸中有热感，时吐黄痰者。

【方义方解】 本证因痰热阻滞胸膈所致，用黄芩、黄连清热；半夏、胆南星、泽泻、白矾化痰燥湿；枳壳、陈皮行气宽胸；白术健脾。

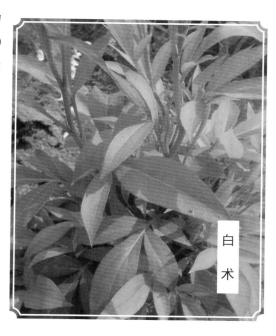

白术

人参益气汤

【方源】 《兰室秘藏》卷下："治两手指麻木，四肢困倦，怠惰嗜卧，乃热伤元气也。"

【组成】 黄芪 4 克，生甘草、人参各 15 克，白芍 9 克，柴胡 7.5 克，炙甘草、升麻各 6 克，五味子 140 个。

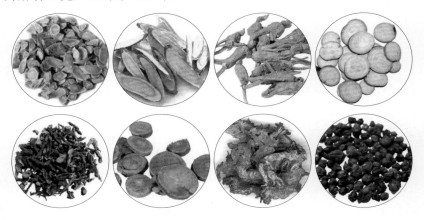

【用法】 上药切碎，分作四服。每服用水 300 毫升，煎至 150 毫升，去滓，空腹时温服。

【功用】 补气升阳敛阴。

【主治】 两手指麻木，四肢困倦，怠惰嗜卧，自汗。

【方义方解】 本证因气虚不固所致，故用黄芪、人参、炙甘草、柴胡、升麻补气升阳；白芍、五味子、生甘草敛阴、清虚热。

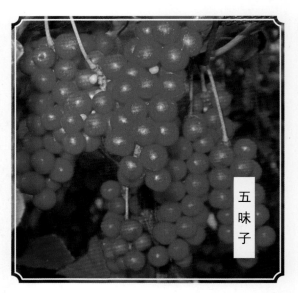

五味子

厚肠丸

【方源】 《兰室秘藏》卷下："治小儿失乳，以食饲之，未有食肠，不能克化，或生腹胀，四肢瘦弱，或痢色无常。"

【组成】 厚朴、青皮各0.6克，橘红、半夏、苍术、人参0.9克，枳实、麦蘖面、神曲各1.5克。

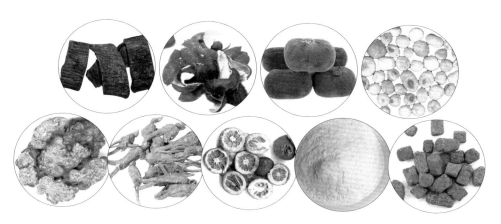

【用法】 上为极细末，水煮面糊为丸，如麻子大。

【功用】 理气消积化滞。

【主治】 腹胀，四肢瘦弱，痢色无常。

【方义方解】 本证因气滞食滞所致，用枳实行气；厚朴、青皮导滞；麦蘖面、神曲消食；橘红、半夏和胃化痰；苍术燥湿；人参健脾。

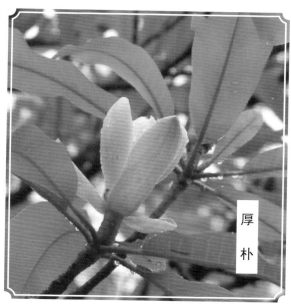

厚朴

桂附汤

【方源】 《兰室秘藏》："白带腥臭，多悲不乐；阳气虚极，大寒之证，带久不止，下流白滑如涕。"

【组成】 黄柏（为引用，《卫生家宝》作"黄芩"）、知母各 1.5 克，肉桂 3 克，附子 9 克。

【用法】 水 400 毫升，煎至 200 毫升，去滓，食远热服。如少食多饱，有时似腹胀夯闷，加白芍 1.5 克；如不思饮食，加五味子 20 个；如烦恼，面上如虫行，乃胃中元气极虚，加黄芪 4.5 克，人参 2.1 克，炙甘草、升麻各 1.5 克。

【功用】 温肾助阳，去寒止带。

【主治】 白带腥臭，多悲不乐，大寒证。

【方义方解】 本方主治下焦阳虚，阴寒内盛之带下证。方中用附子大辛大热，助肾阳，散寒止痛为君药；肉桂大辛大热，助阳散寒，加强附子温阳散寒之力，为臣药；知母滋阴润燥，防君臣药大辛大热耗伤阴津，为佐药；黄柏燥湿，善入下焦，引药直达病所，为使药。诸药合用，肾阳得助，寒湿得散，则诸症自愈。

君	附子	大辛大热，助肾阳，散寒止痛
臣	肉桂	大辛大热，助阳散寒，加强附子温阳散寒之力
佐	知母	滋阴润燥
使	黄柏	燥湿，善入下焦，引药直达病所

【方论精粹】

徐用诚《玉机微义》："此补阳气极虚，用黄柏等为引用，又升降阴阳药也。"

人参饮子

【方源】　《兰室秘藏》卷中："治脾胃虚弱，气促气弱，精神短少，衄血吐血。"

【组成】　麦冬 0.6 克，人参（去芦）、当归各 0.9 克，黄芪、白芍、甘草各 3 克，五味子 5 个。

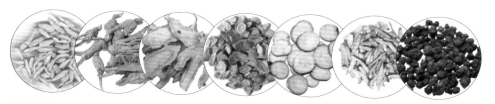

【用法】　上药研为粗末，用水 300 毫升，煎至 150 毫升，去滓，稍热服。

【功用】　补气摄血，敛肝生津。

【主治】　脾胃虚弱，呼吸气促，精神短少，衄血吐血。

【方义方解】　方中人参大补元气，是本方的君药，可以补益气血，使生机旺盛。黄芪能益气实卫，五味子可益气生津，固津敛气，两味同用，让已生之气不会外泄，为本方的臣药。肝脏主藏血，肝经疏泄失调，就会使血液外溢，因此本方加入白芍，可柔补肝脏；失血过多，就耗伤阴血，因此方中配麦冬生津，当归补血，为本方的佐药。甘草调和诸药，为本方的使药。诸药合用，益气摄血，柔肝缓急，使肝疏泄正常，使血液能贮于肝脏，补血又滋阴，本方为治疗气不摄血所致病症的良方。

君	人参	大补元气，可以补益气血，使生机旺盛
臣	黄芪	益气实卫
	五味子	益气生津，固津敛气
佐	白芍	柔补肝脏
	麦冬	生津
	当归	补血养阴
使	甘草	调和诸药

健步丸

【方源】 《兰室秘藏》："治膝中无力，伸而不得屈，屈而不能伸，腰背腿膝沉重，行步艰难。"

【组成】 防己（酒洗）30克，羌活、柴胡、滑石（炒）、炙甘草、瓜蒌根（酒洗）各15克，防风、泽泻各9克，苦参（酒洗）、川乌各3克，肉桂1.5克。

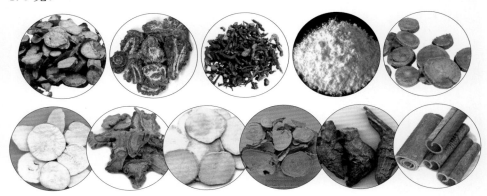

【用法】 上为细末，酒糊丸，如梧桐子大。每服70～80丸，空腹时服。

【功用】 祛风燥湿，温经通络。

【主治】 风湿侵袭下焦，腰背腿膝沉重，膝中无力，伸而不得屈，屈而不能伸，行步艰难。

【方义方解】 本证因湿热所致，用防己、滑石、泽泻、瓜蒌根、苦参清利湿热；羌活、柴胡、防风祛风胜湿；川乌、肉桂、炙甘草温阳祛湿和中。

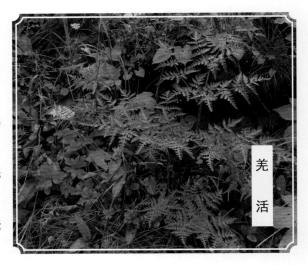

羌活

扶脾丸

【方源】 《兰室秘藏》卷上："治脾胃虚寒，腹中痛，溏泻无度，饮食不化。"

【组成】 肉桂 1.5 克，干姜、藿香、红豆各 3 克，白术、茯苓、陈皮、半夏、诃子皮、炙甘草、乌梅肉各 6 克，麦蘖（炒）、神曲（炒）各 12 克。

【用法】 上为细末，荷叶烧饭为丸，如梧桐子大。每服 50 丸，空腹时用白汤送下。

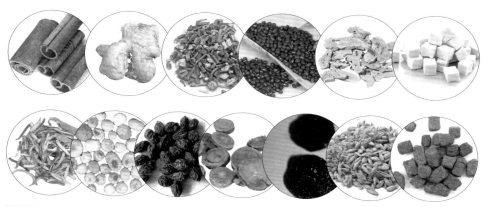

【功用】 温脾消食，涩肠止泻。

【主治】 脾胃虚寒，腹痛便溏，饮食不化。

【方义方解】 本证因脾胃虚寒、湿滞食积所致，用神曲、麦蘖、陈皮、半夏、干姜消食和胃；白术、炙甘草、茯苓健脾祛湿；诃子皮、乌梅肉收敛止泻；肉桂、干姜温中祛寒；藿香、红豆、荷叶化湿。

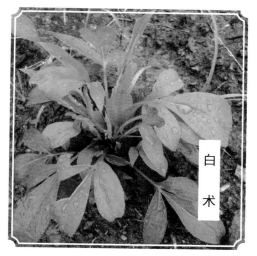

白术

槟榔丸

【方源】《兰室秘藏》卷上："破滞气，消饮食。"

【组成】炙甘草3克，木香、人参、槟榔6克，陈皮15克。

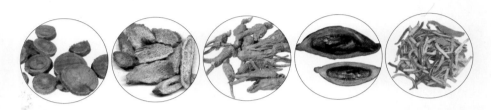

【用法】上为细末，汤浸蒸饼为丸，如梧桐子大。每服50丸，食前白汤送下。

【功用】破滞气，消饮食。

【主治】伤食。

【方义方解】本证因脾虚食积气滞所致，用陈皮、木香、槟榔行气消滞；人参、炙甘草健脾。

槟 榔
药材档案

别名：宾门、榔玉、大腹子、橄榄子、槟榔子。

药材（饮片）特征：本品呈扁球形或圆锥形，高1.5～3.5厘米，底部直径1.5～3厘米。表面淡黄棕色或淡红棕色，具稍凹下的网状沟纹，底部中心有圆形凹陷韵珠孔，其旁有1明显疤痕状种脐。质坚硬，不易破碎，断面可见棕色种皮与白色胚乳相间的大理石样花纹。气微，味涩、微苦。

性味归经：苦、辛，温。归胃、大肠经。

功效主治：杀虫，消积，行气，利水，截疟。适用于绦虫病，蛔虫病，姜片虫病，虫积腹痛，积滞泻痢，里急后重，水肿脚气，疟疾。

参术汤

【方源】《兰室秘藏》卷上："参术汤治脾胃虚弱，元气不足，四肢沉重，食后昏闷。"

【组成】黄柏（酒浸）、当归各 0.6 克，柴胡、升麻各 1 克，人参、陈皮、青皮各 1.5 克，神曲末 2.1 克，炙甘草、苍术各 3 克，黄芪 6 克。

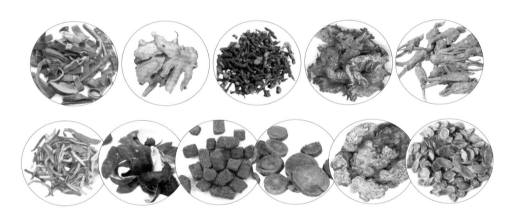

【用法】以水 400 毫升，煎至 200 毫升，空腹时服。

【功用】健脾益气。

【主治】脾胃虚弱，元气不足，四肢沉重，不能进食，食后昏闷。

【方义方解】方中黄芪补中益气，为君药。陈皮、青皮理气健脾，散结化滞；神曲末健脾，行气消食。三药既助君药健脾，又行气消食，共为臣药。苍术健脾燥湿；黄柏清热燥湿；升麻、柴胡升举阳气；当归养血润燥；人参、炙甘草补气健脾，加强黄芪温补之力，共为佐药。炙甘草调和药性，为使药。诸药合用，虚弱得补，元气内充，食积消散，气机通畅，则诸症自愈。

君	黄芪	补中益气

臣	陈皮	理气健脾，散结化滞
	青皮	
	神曲末	健脾，行气消食
佐	升麻	升举阳气
	柴胡	
	苍术	健脾燥湿
	人参	补气健脾，加强黄芪温补之力
	炙甘草	
	黄柏	清热燥湿
	当归	养血润燥
使	炙甘草	调和药性

升 麻

药 材 档 案

别名：周麻、周升麻、绿升麻、鸡骨升麻、鬼脸升麻。

药材（饮片）特征：本品为不规则的长形块状，多分枝，呈结节状，长10～20厘米，直径2～4厘米。表面黑褐色或棕褐色，粗糙不平，有坚硬的细须根残留，上面有数个圆形空洞的茎基痕，洞内壁显网状沟纹；下面凹凸不平，具须根痕。体轻，质坚硬，不易折断，断面不平坦。有裂隙，纤维性，黄绿色或淡黄白色。气微，味微苦而涩。

性味归经：辛、微甘，微寒。归肺、脾、胃、大肠经。

功效主治：发表透疹，清热解毒，升举阳气。适用于风热头痛，齿痛，口疮，咽喉肿痛，麻疹不透，阳毒发斑；脱肛，子宫脱垂。

三黄枳术丸

【方源】《内外伤辨》："治伤肉食湿面辛辣浓味之物，填塞闷乱不快。"

【组成】 黄芩60克，黄连（酒洗）、大黄（湿纸裹煨）、神曲（炒）、陈皮、白术各30克，枳实（麸炒）15克。

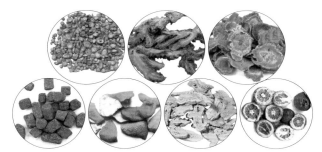

【用法】 上药研为细末，汤浸蒸饼为丸，如绿豆大一倍。每服50丸，白汤送下。

【功用】 消食泻热，理气化湿。

【主治】 肉食面积停滞肠胃，脘腹胀痛，吸腹吞酸，大便泻而不爽者。

【方义方解】 方中大黄苦寒泻下，攻积泻热，为君药。枳实行气导滞，消积除满；神曲消食化滞和胃，共助大黄攻积泻热，为臣药。黄芩、黄连苦寒清热燥湿而止痢；陈皮理气健脾；白术燥湿健脾，使攻积而不伤正，均为佐药。诸药合用，使食积去，湿化热清，则诸症自愈。

君	大黄	苦寒泻下，攻积泻热
臣	枳实	行气导滞，消积除满
	神曲	消食化滞和胃
佐	黄芩	苦寒清热燥湿而止痢
	黄连	
	陈皮	理气健脾
	白术	燥湿健脾，使攻积而不伤正

升阳汤

【方源】 《脾胃论》："治大便一日三四次，溏而不多，有时泄泻，腹中鸣，小便黄。"

【组成】 柴胡、益智仁、当归、陈皮各 0.9 克，升麻 1.8 克，甘草 6 克，黄芪 9 克，红花（少许）。

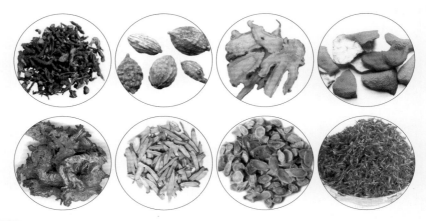

【用法】 用水 400 毫升，煎至 200 毫升，去滓。空腹时温服。

【功用】 益气升阳，调补脾胃。

【主治】 大便一日三四次，溏而不多，有时作泄，腹中痛，小便黄。

【方义方解】 本证由于脾虚清阳下陷，用黄芪补气；甘草清热；柴胡、升麻升阳；陈皮和中；益智仁温中止泻；当归、红花养血活血。

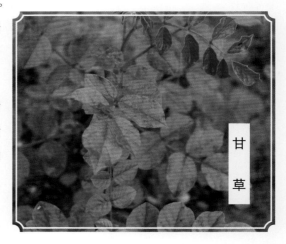

甘草

温胃汤

【方源】 《脾胃论》:"专治服寒药多,致脾胃虚弱,胃脘痛。"

【组成】 人参、甘草、益智仁、缩砂仁、厚朴各0.6克,白豆蔻、干姜、泽泻、姜黄各0.9克,黄芪、陈皮各2.1克。

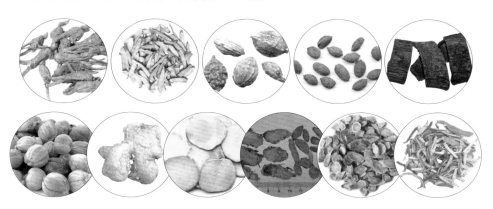

【用法】 上药为极细末。每服9克,水100毫升,煎至50毫升,食前温服。

【功用】 益气温中,行气止痛。

【主治】 胃脘痛。

【方义方解】 本证由过用寒凉导致脾胃虚寒,气滞血瘀而胃脘痛,用黄芪、人参、干姜、益智仁补气健脾温中;陈皮、厚朴、白豆蔻、缩砂仁温中行气燥湿;泽泻、姜黄止痛;甘草清热,缓和诸药。

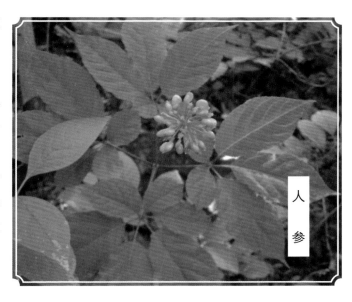

人参

秦艽苍术汤

【方源】 《兰室秘藏》："秦艽苍术汤治痔疾若破，谓之痔漏，大便秘涩，必作大痛。此由风热乘食饱不通，气逼大肠而作也。受病者，燥气也，为病者，胃湿也。胃刑大肠，则化燥火，以乘燥热之实，胜风附热而来，是湿热风燥四气而合，故大肠头成块者，湿也，作大痛者，风也。若大便燥结者，主病兼受火邪，热结不通也。去此四者，其西方肺主诸气，其体收下，亦助病为邪，须当破气药兼之，治法全矣。以锉汤与之，其效如神。"

【组成】 秦艽（去苗）、桃仁（汤浸，去皮，另研）、皂角仁（烧存性，研）各3克，苍术（制）、防风各2.1克，黄柏（去粗皮，酒洗）1.5克，当归（酒洗）、泽泻各0.9克，槟榔0.3克（另研），大黄少许。

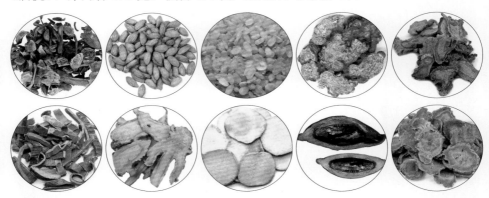

【用法】 上药除槟榔、桃仁、皂角仁三味外，余药切碎，用水450毫升，煎至180毫升，去滓，入槟榔等三味末，再煎至150毫升，空腹时热服。

【功用】 有祛湿热，消肿坠。

【主治】 痔漏，大便秘涩，肛门疼痛。

【运用】

1. **加减变化** 有脉者，加白葵花头五朵去萼心、青皮1.5克入正药中同煎，木香0.9克细末同槟榔末入。

2. **注意事项** 服药期间，忌食生冷、辛辣及硬物等。

立效散

【方源】 《兰室秘藏》："治牙齿痛不可忍，及头脑项背痛，微恶寒饮，大恶热饮，其脉上中下三部阳虚阴盛是五脏内盛，六腑阳道微，脉微小，小便滑数。"

【组成】 细辛0.6克，炙甘草0.9克，升麻2.1克，防风3克，草龙胆（酒洗）12克。

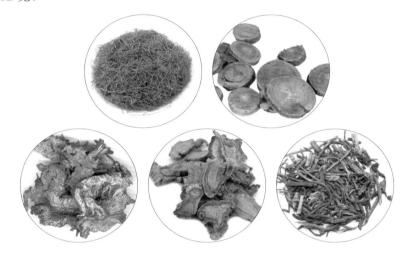

【用法】 上为粗末，都作一服，水250毫升，煎至200毫升，去渣，以匙抄在口中，溧痛处，待少时则止。

【功用】 温经祛风，泻火止痛。

【主治】 牙齿痛不可忍，且痛及头脑项背。

【方义方解】 本证乃肝经风热所致，用草龙胆清肝泻火；防风、升麻、细辛祛风止痛；炙甘草健脾和中。

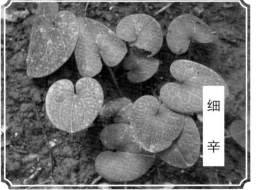

细辛

牢牙散

【方歌】

> 李杲牢牙擦齿病，牙龈摇动或兼疼，
> 胆草升麻羌地骨，研末漱口搽有功。

【方源】 《兰室秘藏》："治牙龈肉绽有根，牙疳肿痛，牙动摇欲落，牙齿不长，牙黄口臭。"

【组成】 羌活、地骨皮各30克，草龙胆（酒洗）45克，升麻12克。

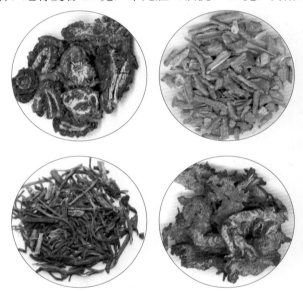

【用法】 上为细末，以纱罗子罗骨灰作微尘末，和匀，卧时贴在牙龈上。

【功用】 清热泻火，散风止痛。

【主治】 牙龈肉绽有根，牙疳肿痛。

【方义方解】 本证用于肝经郁火所致，用升麻、羌活升散郁火；地骨皮清退虚热；草龙胆清肝经湿热。

半夏枳术丸

【方源】《脾胃论》："治因冷食内伤。"

【组成】半夏（姜制）、白术、枳实（麸炒）各60克。

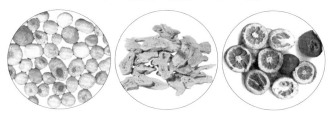

【用法】上药为极细末，荷叶烧饭为丸，如桐子大。每服6克，多服不妨，无定法，如热汤浸蒸饼为丸亦可。如食伤，寒热不调，合用上二黄丸（甘草、升麻、柴胡、黄连、黄芩）10丸，白汤送下，小便淋者，加泽泻30克为丸服。

【功用】健脾化湿，行气消食。

【主治】冷食内伤，脾胃气虚，饮食不消。

【方义方解】本证属脾胃不和，用白术健脾助运；枳实行气消痞；半夏降逆和胃；荷叶升清降浊。

枳　实
药材档案

别名：香橙、臭橙、枸头橙。

药材（饮片）特征：本品呈半球形，少数为球形，直径0.5～2.5厘米。外果皮黑绿色或暗棕绿色，具颗粒状突起和皱纹，有明显的花柱残迹或果梗痕。切面中果皮略隆起，厚0.3～1.2厘米，黄白色或黄褐色，边缘有1～2列油室，瓤囊棕褐色。质坚硬。气清香，味苦、微酸。

性味归经：苦、辛、酸、微寒。归脾、胃经。

功效主治：破气消积，化痰除痞。适用于积滞内停，痞满胀痛，泻痢后重，大便不通，痰滞气阻，胸痹，结胸，脏器下垂。

木香干姜枳术丸

【方源】 《脾胃论》："破除寒滞气，消寒饮食。"

【组成】 木香9克，干姜15克（炮），枳实30克（炒），白术45克。

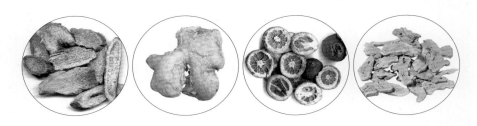

【用法】 上为极细末，荷叶烧饭为丸，如梧桐子大。每6～9克，温水送下。

【功用】 破滞气，消饮化食。

【主治】 脾胃虚寒，不思饮食。

【方义方解】 本证因寒凝气滞食积所致，用白术健脾助运；干姜温中；枳实、木香行气消痞。

木 香
药材档案

别名：蜜香、广木香、五木香、南木香、青木香、川木香。

药材（饮片）特征：本品呈圆柱形或半圆柱形，长5～10厘米，直径0.5～5厘米。表面黄棕色至灰褐色，有明显的皱纹、纵沟及侧根痕。质坚，不易折断，断面灰褐色至暗褐色，周边灰黄色或浅棕黄色，形成层环棕色，有放射状纹理和散在的褐色点状油室。气香特异，味微苦。

性味归经：辛、苦，温。归脾、胃、大肠、三焦、胆经。

功效主治：行气止痛，健脾消食。适用于胸胁、脘腹胀痛，泻痢后重，食积不消，不思饮食。煨木香实肠止泻，适用于泄泻腹痛。

清胃散

【方源】 《脾胃论》："治胃中积热，上下牙痛不可忍，牵引头部，满面发热，其齿喜寒恶热；或牙龈红肿，溃烂出血；或唇腮颊肿痛，口气臭热，口舌干燥，舌红苔黄，脉滑大而数。"

【组成】 当归、升麻、牡丹皮各6克，生地黄12克，黄连5克。

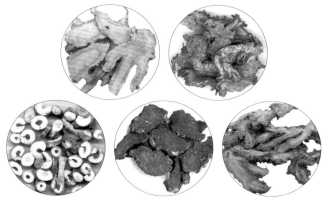

【用法】 上述药研粗末，或水煎煮。取上药末10克，用开水泡渍，稍凉后服用；或水煎后取汁服用，每日3次。

【功用】 清宣胃火，凉血养阴。

【主治】 胃热所致的牙龈肿痛，口干口臭，口舌生疮或牙宣出血，红肿溃烂。

【方义方解】 方中黄连苦寒，清热燥湿，泻火解毒，善清中焦脾胃火热；牡丹皮、生地黄清热、凉血、滋阴，治血中伏火；当归养血和血，消肿止痛；升麻具升散之性，发散胃中郁火。诸药合用，清宣胃火，凉血养阴。

【方论精粹】

汪汝麟《证因方论集要》："汪石来曰：'内障无非肾水不足，肝血久虚。生地、枸杞甘寒补水。当归、牛膝辛酸补肝。麦冬微苦清心泻热。'"

白牙散

【方源】《兰室秘藏》卷中口齿咽喉门。

【组成】白芷 2.1 克，升麻 3 克，石膏 4.5 克，羊胫骨灰 6 克，麝香少许。

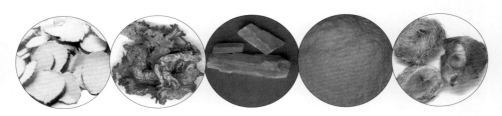

【用法】上为细末。先以温水漱口，擦之。

【功用】牙齿增白。

【主治】一切牙痛，牙黄黑色。

【方义方解】用白芷以疏阳明经风；升麻、石膏以清阳明经热；羊胫骨补齿虚；麝香辛窜，引诸药以通行关窍。

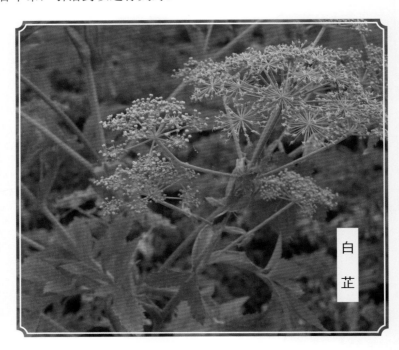

白芷

白术汤

【方源】　《兰室秘藏》卷中："治胃气虚弱，身重，有痰，恶心欲吐，是风邪羁绊于脾胃之间，当先实其脾胃。"（《东垣试效方》卷三名茯苓半夏汤。）

【组成】　神曲（炒）6 克，陈皮、天麻各 9 克，白术、白茯苓、麦蘗面（炒黄色）、半夏各 15 克。

【用法】　每服 15 克，加生姜 5 片，水煎服。

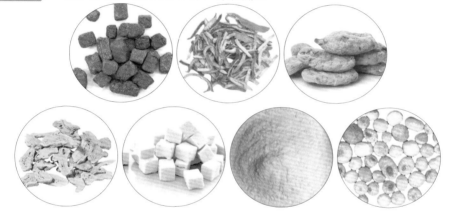

【功用】　祛风导痰，祛宿食。

【主治】　风邪羁绊于脾胃之间，胃气虚弱，身重有痰，恶心欲吐。

【方义方解】　脾胃虚弱，羁风挟痰，宿食不化而作恶者，法当治中为本，祛风导痰，祛宿食为标。是以用白术补中气；神曲、麦芽消宿食；天麻祛风；茯苓、半夏豁痰；用陈皮、生姜散逆气以止呕吐。

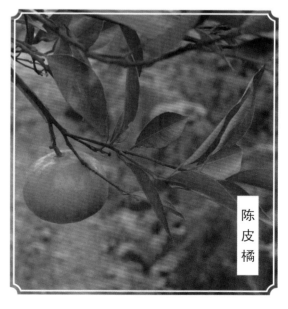

陈皮橘

苍术汤

【方源】 《兰室秘藏》卷中："治湿热腰腿疼痛。"

【组成】 防风、黄柏各3克，柴胡6克，苍术9克。

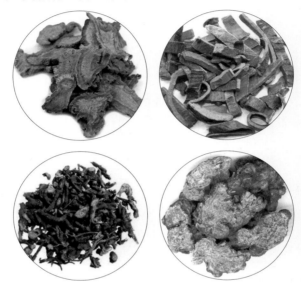

【用法】 用水500毫升，煎至150毫升，去滓，空腹服。

【功用】 清湿热，祛风湿。

【主治】 腰腿疼痛。

【方义方解】 方中重用苍术辛苦而温，芳香而燥，直达中州而燥湿运脾，治其生湿之本为主；湿热既注于下，又非治中之可愈，以黄柏苦寒下降为辅，入肝肾而直清下焦之湿热；佐以防风祛风以胜湿，宣痹而止痛；柴胡升阳以祛湿。四药合用，共收清热燥湿，宣痹止痛之效。

【运用】

1. **辨证要点** 临床运用以湿热腰腿疼痛为辨证要点，湿热流注下焦，痹阻经络，以致腰腿疼痛。

2. **加减变化** 若寒食气客，身体沉重，肿痛，面色萎黄，加麻黄。

丁香胶艾汤

【方歌】

丁香胶艾甘四物，八物同煎止漏淋。

【方源】 《兰室秘藏》卷中："治崩漏不止，盖心气不足劳役及饮食不节所得，经隔少时，其脉二尺俱弦紧洪，按之无力，其证自觉脐下如冰，求厚衣被以御其寒，白带白滑之物多，间有如屋漏水下，时有鲜血，右尺脉时微洪也。"

【组成】 熟地黄、白芍各0.9克，川芎、丁香各1.2克，阿胶1.8克，生艾叶3克，当归3.6克。

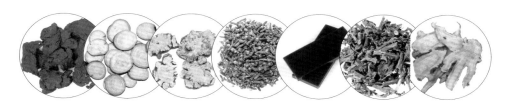

【用法】 上药（除阿胶）为末，用水1.5升，煎作200毫升，去滓，入阿胶，微煎，空腹时温服。

【功用】 行气活血，养血止血。

【主治】 劳役饮食不节，以致心气不足，崩漏不止，自觉脐下如冰，欲求厚衣被以御其寒，白带量多，时有鲜血，右尺脉时微洪者。

【方义方解】 方用四物汤补血养血；阿胶养血止血；艾叶温经散寒；丁香温阳散寒。

【方论精粹】

沈金鳌《妇科玉尺》："合而言之，急弦者，北方寒水多也，洪脉时出者，命门包络之火也，黑物多，赤物少，合现房漏水之状，宜丁香胶艾汤。"

柴胡调经汤

【方源】 《兰室秘藏》卷中："治经水不止，鲜红，项筋急，脑痛，脊骨强痛。"

【组成】 炙甘草、当归、葛根各 0.6 克，独活、藁本、升麻各 1.5 克，柴胡 2.1 克，羌活、苍术各 3 克，红花少许。

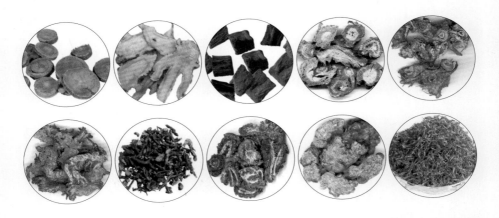

【用法】 上锉，如麻豆大，都作 1 服。水 600 毫升，煎至 150 毫升，去滓，空心稍热服。取微寒汗立止。

【功用】 散寒除湿，升阳固经。

【主治】 经水不止，鲜红，头项痛，脊骨强痛。

【方义方解】 本方证是由寒湿下注，阴气不能内守下迫所致的月经过多。寒湿下注，阴气不能内守，则见经水不止，鲜红，寒湿内盛，痹阻经络，气血运行不畅，则项筋急，脊骨强痛。方中苍术苦温燥湿；羌活祛风散寒除湿，共为君药。藁本、独活皆辛温之品，祛风散寒除湿，加强君药散寒除湿之力；柴胡、升麻、葛根升阳，以助脾胃升发之气，共为臣药。当归、红花养血和血，既可补已伤之阴血，又可防止诸药辛温燥烈伤阴，共为佐药。炙甘草益气和中，调和药性，为使药。诸药相合，共奏散寒除湿、升阳固经之效。

除湿散

【方源】 《内外伤辨》："治伤马乳并牛羊酪水，一切冷物。"

【组成】 神曲（炒黄）30 克，茯苓 21 克，车前子（炒香）、泽泻各 15 克，半夏（汤洗）、干姜各 9 克，炙甘草、红花各 6 克。

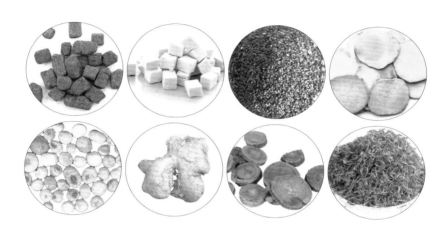

【用法】 上为极细末。每服 6 克，食前以白汤调下。

【功用】 温中消食，利水渗湿。

【主治】 伤食。

【方义方解】 本证乃因冷物伤脾胃，导滞脾胃寒湿、食积停滞，用神曲消食；车前子、泽泻、茯苓利湿；炙甘草、干姜温中；红花活血止痛；半夏、生姜降逆和胃。

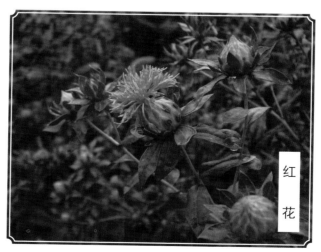

红花

升麻黄连丸

【方源】 《兰室秘藏》卷上："治多食肉，口臭不欲闻，其秽恶气使左右不得近。"

【组成】 白檀6克，生甘草9克，生姜（取自然汁）、青皮、升麻各15克，黄连（去须）30克，黄芩（去腐，酒洗）60克。

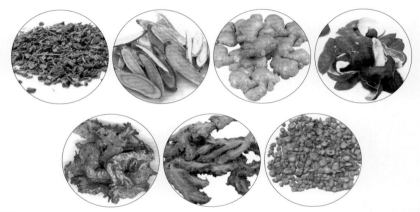

【用法】 上为极细末，汤浸蒸饼为丸，如弹子大。每次1丸，细嚼，食后白汤送下。

【功用】 行气解郁，宣泄积热。

【主治】 口臭，不欲闻其秽恶气，使左右不得近。

【方义方解】 本证由肉食积聚化热所致，用黄连、黄芩、生甘草清热；青皮、白檀行气消积；升麻升阳解郁；生姜和胃。

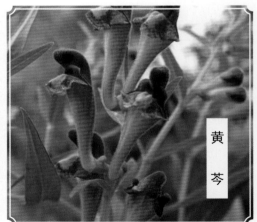

黄芩

上二黄丸

【方源】 《内外伤辨》："治伤热食痞闷，兀兀欲吐，烦乱不安。"

【组成】 甘草6克，升麻、柴胡各9克，黄连（去须，酒浸）30克，黄芩60克。

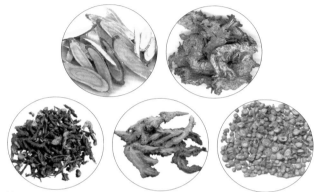

【用法】 上药为极细末，米糊为丸，如绿豆大。每服50～70丸，空腹用温开水送下。

【功用】 清热解郁。

【主治】 伤热食，痞闷，兀兀欲吐，烦乱不安。

【方义方解】 本证由胃热所致，用黄连、黄芩清热；柴胡、升麻升阳解郁；甘草清热和中。

黄 芩

药 材 档 案

别名：宿肠、腐肠、条芩、子芩、黄金茶根、土金茶根。

药材（饮片）特征：本品呈圆锥形，扭曲，长8～25厘米，直径1～3厘米。表面棕黄色或深黄色，有稀疏的疣状细根痕，上部较粗糙，有扭曲的纵皱或不规则的网纹，下部有顺纹和细皱。

性味归经：苦，寒。归肺、胆、脾、大肠、小肠经。

功效主治：清热燥湿，泻火解毒，止血，安胎。适用于湿温、暑湿、胸闷呕恶，湿热痞满，泻痢，黄疸，肺热咳嗽，高热烦渴，血热吐衄，痈肿疮毒，胎动不安。

和血益气汤

【方源】 《兰室秘藏》卷上："治口干舌干，舌上赤脉，小便数方。"

【组成】 柴胡、炙甘草、生甘草、麻黄根各0.9克，当归（酒制）1.2克，知母（酒制）、汉防己（酒制）、羌活各15克，生地黄（酒制）2.1克，升麻、黄柏（酒制）各3克，杏仁、桃仁各6个，红花少许，黄连（酒制）2.4克，石膏1.8克。

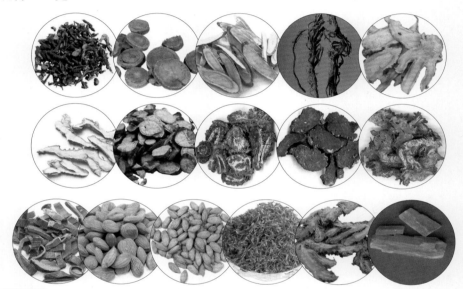

【用法】 用水600毫升，煎至300毫升，去滓温服。

【功用】 生津液，除干燥，生肌肉。

【主治】 口干舌干，便数，舌上赤脉。

【方义方解】 本证乃由瘀热阻滞、津亏阴伤所致，用石膏、知母、生地黄、生甘草清热滋阴；黄连、黄柏、防己清湿热；桃仁、当归、红花活血化瘀；升麻、羌活、柴胡升阳解郁；杏仁下气；麻黄根止汗；炙甘草甘缓和中。

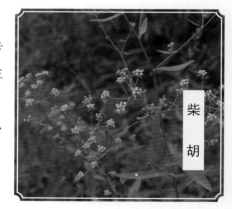

柴胡

川芎散

【方源】《兰室秘藏》卷中："治头目不清利。"

【组成】 川芎0.9克，柴胡2.1克，羌活、防风、藁本、生甘草、熟甘草、升麻各3克，生地黄（酒炒）6克，黄连（酒炒）、黄芩（酒炒）各13.5克。

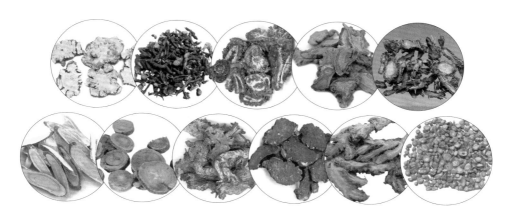

【用法】 上药研为细末。每服3克或6～9克，食后用茶清调下。

【功用】 疏风清利头目。

【主治】 头目不清利。

【方义方解】 本证因风寒郁火所致，用川芎、柴胡、羌活、防风、藁本、升麻升阳散寒解郁；黄连、黄芩、生地黄、生甘草清热；熟甘草和中。

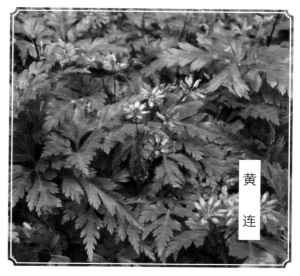

黄连

白芷散

【方源】 《兰室秘藏》："治头痛。"

【组成】 郁金3克，香白芷、石膏各6克，薄荷叶、芒硝各9克。

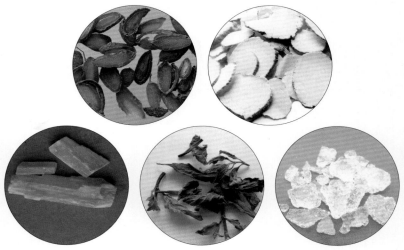

【用法】 上为极细末，口含水，鼻内搐之。

【功用】 疏风清热。

【主治】 头痛。

【方义方解】 本证由外感风寒、阳明郁热所致，用芒硝、石膏清泻阳明；白芷、薄荷疏风解郁；郁金活血止痛。

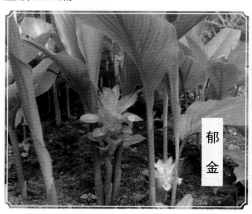

郁金

羌活汤

【方源】 《兰室秘藏》卷中："治两目如火肿痛，两足及伏兔筋骨痛，膝少力，身重腰痛，夜恶寒痰嗽，颈项皆急痛，目外眦目丝急。"

【组成】 炙甘草 2.1 克，泽泻 9 克，瓜蒌根（酒洗）、白茯苓、黄柏（酒制）各 15 克，柴胡 21 克，防风、黄芩（酒洗）、黄连（酒制）、羌活各 30 克。

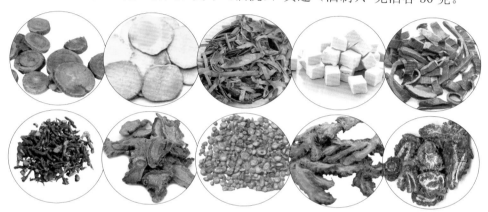

【用法】 上为粗末。每服 15 克，用水 500 毫升，煎至 150 毫升，去滓，食后、临卧通口热服。

【功用】 祛风清热。

【主治】 风热上攻，头目昏眩。

【方义方解】 本证由风热上攻所致，用防风、羌活祛风；黄芩、黄连、黄柏、瓜蒌根、柴胡清热；白茯苓、泽泻利湿；炙甘草和中。

羌 活

药 材 档 案

别名：羌滑、黑药、羌青、扩羌使者、胡王使者。

药材（饮片）特征：羌活为圆柱状略弯曲的根茎，长 4 ~ 13 厘米，直径 0.6 ~ 2.5 厘米，顶端具茎痕。表面棕褐色至黑褐色，外皮脱落处呈黄色。

性味归经：辛、苦，温。归膀胱、肾经。

功效主治：解表散寒，祛风除湿，止痛。

安神汤

【方源】　《兰室秘藏》卷中："治头痛头旋，眼黑。"

【组成】　生甘草、炙甘草各6克，防风7.5克，柴胡、升麻、生地黄（酒制）、知母（酒制）各15克，黄芪60克，黄柏（酒制）、羌活各30克。

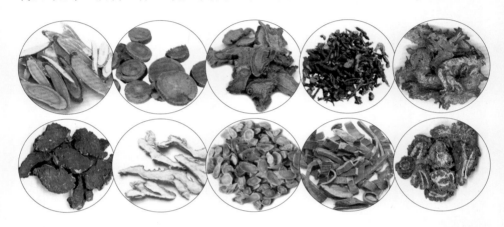

【用法】　上为粗末。每服15克，用水400毫升，煎至200毫升，加蔓荆子1.5克、川芎0.9克，再煎至150毫升，去滓，临卧热服。

【功用】　疏风清热，明利头目。

【主治】　头痛头眩，眼黑。

【方义方解】　本证因中气下陷、阴火内郁所致，用黄芪、炙甘草补气；羌活、防风、柴胡、升麻、蔓荆子、川芎祛风升阳止痛；生甘草、黄柏、知母、生地黄清热泻火。

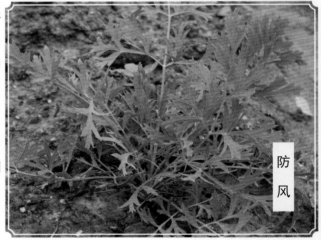

防风

羌活散

【方源】 《兰室秘藏》卷中："治客寒犯脑，风寒湿，脑痛，项筋急，牙齿动摇，肉龈袒脱疼痛。"

【组成】 藁本、白芷、桂枝各0.9克，苍术、升麻各1.5克，当归1.8克，草豆蔻仁1个，羌活4.5克，羊胫骨灰6克，麻黄（去枝节）、防风各9克，柴胡15克，细辛（少许）。

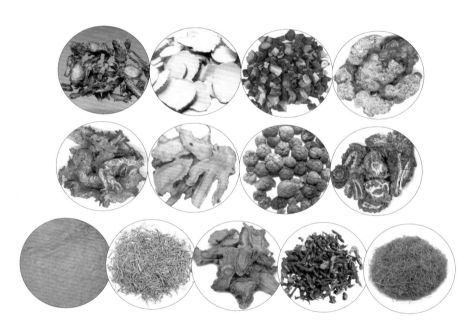

【用法】 上为细末，先用温水漱口，净擦之，其痛立止。

【功用】 祛风散寒止痛。

【主治】 脑痛，项筋急，牙齿动摇，肉龈袒脱疼痛。

【方义方解】 本证因风寒湿阻，经络不通所致，用柴胡、升麻、麻黄、防风、羌活、藁本、白芷、桂枝、细辛祛风散寒止痛；羊胫骨灰坚骨；苍术、草豆蔻仁燥湿；当归活血止痛。

热牙散

【方源】 《兰室秘藏》卷中："治大热，牙齿瘤露，根肉龈脱血出，齿动欲落，疼痛，妨食忻凉，少忻热多。"

【组成】 熟地黄0.6克，益智仁0.75克，当归、生地黄、麻黄根、汉防己（酒制）、人参各0.9克，升麻3克，草豆蔻、黄连各4.5克，羊胫骨灰6克，麝香少许。

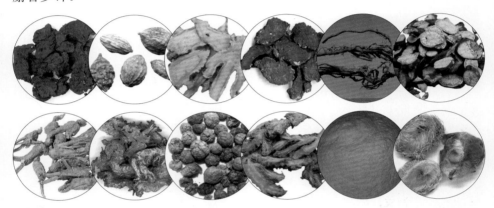

【用法】 上为细末。先用温水漱口，擦牙痛处。

【功用】 温中补肾，清火止痛。

【主治】 牙齿瘤露，根肉龈脱血出，齿动欲落，牙齿疼痛。

【方义方解】 体证恶热多恶寒少，属于外感寒湿、胃火内郁之证，用羊胫骨灰健齿；黄连、升麻、生地黄清散胃火，草豆蔻、益智仁、人参温中健脾、祛除寒湿，当归活血止痛；麻黄根散寒敛阴；酒汉防己清利湿热；熟地黄补肾；麝香止痛消肿。

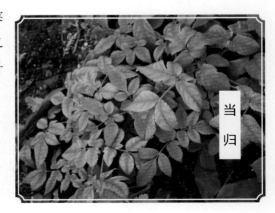

当归

神功丸

【方源】 《兰室秘藏》卷中："治多食肉人口臭不可近，牙齿疳蚀，牙龈肉将脱，牙齿落血不止。"

【组成】 黄连（酒洗）、砂仁各15克，生地黄、生甘草各9克，当归、木香、藿香叶各3克，升麻6克。

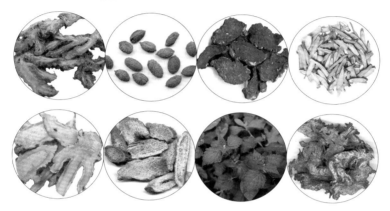

【用法】 上为末，以汤浸蒸饼和丸，绿豆大。每服100丸或200丸，白汤食远服。

【功用】 芳香燥湿，清胃消积，活血止痛。

【主治】 治多食肉人口臭不可近，牙齿疳蚀，牙龈肉脱血出等证。

【方义方解】 本证因过食厚味，胃肠湿热阻滞所致，用木香、砂仁行气导滞；升麻、生地黄、生甘草、黄连清胃中积热；当归活血止痛；藿香叶芳香化浊。

【方论精粹】

王子接《绛雪园古方选注》："东垣意在清热，仍以祛湿为首务。湿淫所胜，治以黄连、木香，以苦燥之；佐以兰香、藿香，以辛散之。热淫所胜，治以木香、砂仁之苦温；佐以升麻、甘草之甘辛；反佐以清胃散中之当归、生地滋湿之品，引领风燥之药，并去其血分之湿热。"

细辛散

【方源】 《兰室秘藏》卷中："治寒邪风邪犯脑牙齿痛。"

【组成】 柴胡、防风、升麻、白芷各 0.6 克，桂枝 0.75 克，麻黄（去节）、藁本、苍术各 0.9 克，当归 1.2 克，草豆蔻 1.5 克，羊胫骨灰、羌活各 4.5 克，细辛（少许）。

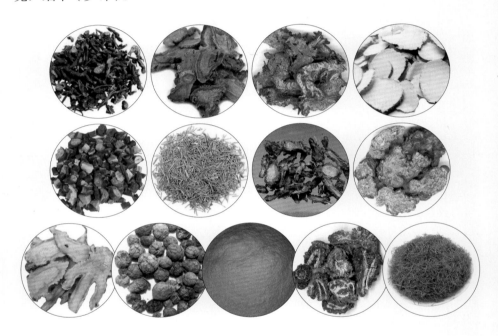

【用法】 上为细末。先漱后擦之佳。

【功用】 祛风散寒止痛。

【主治】 牙齿痛。

【方义方解】 本证因风寒外袭所致，用羌活、细辛、麻黄、藁本、柴胡、防风、升麻、白芷、桂枝、祛风止痛；羊胫骨灰健齿；苍术、草豆蔻温和燥湿；当归活血止痛。

桔梗汤

【方源】 《兰室秘藏》卷中："治咽肿微觉痛，声破。"

【组成】 当归、马勃各 0.3 克，白僵蚕、黄芩各 0.9 克，麻黄（不去节）1.5 克，桔梗、生甘草各 3 克，桂枝少许。

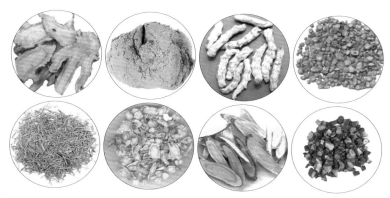

【用法】 上为粗末，作 1 服。水 300 毫升，煎至 150 毫升，去滓，食后稍热服之。

【功用】 泻火解毒利咽。

【主治】 咽肿微觉痛，声破。

【方义方解】 本证因风寒外遏、肺经郁火所致，用桔梗、生甘草利咽解毒；麻黄、桂枝散寒；白僵蚕、黄芩、马勃清热解毒；当归活血止痛。

麻 黄
药 材 档 案

别名：龙沙、卑相、狗骨、卑盐。

药材（饮片）特征：呈细长圆柱形，少分枝，直径 1～2 毫米。有的带少量棕色木质茎。表面淡绿色至黄绿色，有细纵脊线，触之微有粗糙感。

性味归经：辛、微苦，温。归肺、膀胱经。

功效主治：发汗散寒，宣肺平喘，利水消肿。适用于风寒感冒，胸闷喘咳，风水浮肿。蜜麻黄润肺止咳。多用于表证已解，气喘咳嗽。

补肝汤

【方源】 《兰室秘藏》卷中："素有风证，不敢见风，眼涩，头痛眼黑，胸中有痰，恶心，兀兀欲吐，遇风但觉皮肉紧，手足难举重物；如居暖室，少出微汗，其证乃减，再或遇风，病即复。"

【组成】 柴胡、升麻、藁本各 1.5 克，白茯苓 2.1 克，神曲（炒）、苍术各 3 克，半夏 6 克，生姜 10 片。

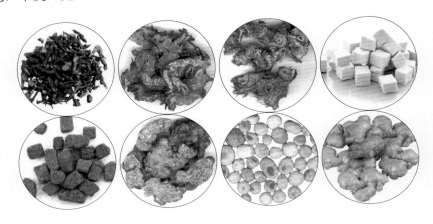

【用法】 上药锉如麻豆大，都作一服。用水 600 毫升，煎至 300 毫升，去滓，空腹时稍热服。

【功用】 降逆和胃，运脾燥湿。

【主治】 感受风邪，头痛恶风，恶心呕吐，咳嗽稀痰，不思饮食。

【方义方解】 本证因风湿外感，痰湿内停，用半夏、生姜、茯苓、神曲化痰消食降逆；苍术燥湿；柴胡、升麻、藁本升阳祛风。

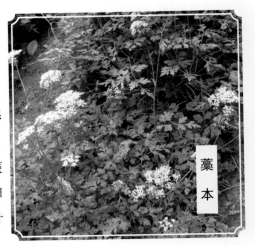

藁本

麦门冬饮子

【方源】 《兰室秘藏》卷中："治吐血久不愈，以三棱针于气街出血立愈。"

【组成】 黄芪 3 克，麦冬、当归、生地黄、人参各 1.5 克，五味子 10 个。

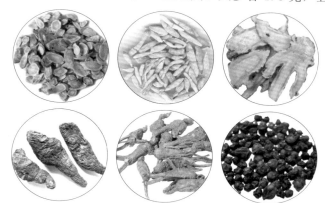

【用法】 上药研粗末，都作一服。用水 300 毫升，煎至 150 毫升，去滓热服，不拘时。

【功用】 益气滋阴。

【主治】 吐血久不愈，气阴两虚者。

【方义方解】 本证由心脾气血两虚所致，用黄芪、人参补气；当归养血；麦冬、五味子、生地黄滋阴清热。

五味子

药材档案

别名：会及、玄及、五梅子、山花椒、软枣子。

药材（饮片）特征：本品呈不规则的球形或扁球形，直径 5 ~ 8 毫米。表面红色、紫红色或暗红色，皱缩，显油润；有的表面呈黑红色或出现"白霜"。

性味归经：酸、甘，温。归肺、心、肾经。

功效主治：收敛固涩，益气生津，补肾宁心。

黄芪芍药汤

【方源】《兰室秘藏》卷中："治鼻衄血多，面黄，眼涩多眵，手麻木。"

【组成】 葛根、羌活各15克，升麻30克，炙甘草60克，白芍、黄芪各90克。

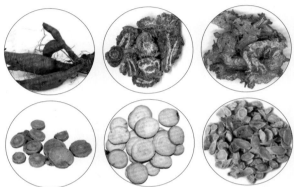

【用法】 上为粗末，每服15克，水500毫升，煎至250毫升，食后温服。

【功用】 补气生血，祛风解肌。

【主治】 鼻衄，面黄，眼涩多眵，手麻木。

【方义方解】 本证因血脱气虚，寒湿阻滞经络，用黄芪、炙甘草补气生血；白芍敛阴柔肝；升麻、葛根、羌活祛风散寒。

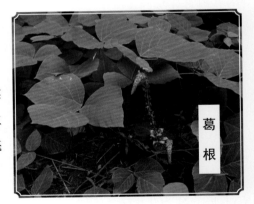

葛根

【方论精粹】

《兰室秘藏》："黄芪芍药汤，治鼻衄血多，面黄，眼涩多眵，手麻木。葛根、羌活以上各五钱，白芍药、升麻以上各一两，炙甘草二两，黄芪三两。上㕮咀，每服五钱，水二盏，煎至一盏，食后。六脉弦细而涩，按之空虚，其色必白而夭不泽者，脱血也。此大寒证，以辛温补血益血，以甘温、甘热、滑润之剂以佐之则愈。此亡血亦伤精气。"

独活汤

【方源】 《兰室秘藏》卷中："治因劳役，腰痛如折，沉重如山。"

【组成】 炙甘草6克，羌活、防风、独活、大黄（煨）、泽泻、肉桂各9克，当归、连翘各15克，汉防己（酒制）、黄柏（酒制）各30克，桃仁30个。

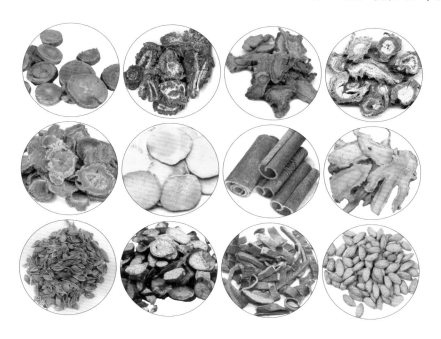

【用法】 上为粗末，每服15克，酒120毫升，水400毫升，煎至250毫升，去渣热服。

【功用】 祛风、活血、通络。

【主治】 腰痛，腰沉。

【方义方解】 本证风寒外束，湿热内郁，阻滞经络所致，用桃仁、当归、大黄活血通络；黄柏、汉防己、连翘、泽泻清利湿热；羌活、独活、防风、肉桂祛风寒湿；炙甘草和中。

破血散疼汤

【方源】 《兰室秘藏》卷中："治乘马损伤，跌其脊骨，恶血流于胁下，其痛苦楚，不能转侧，妨于饮食。"

【组成】 羌活、防风、桂枝各3克，苏木4.5克，连翘、当归、柴胡各6克，水蛭（炒去烟尽）9克，麝香少许。

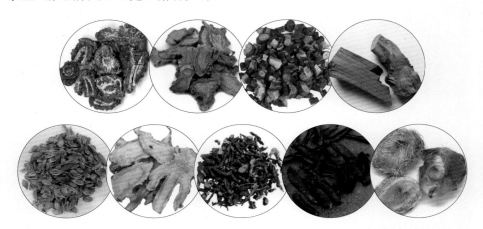

【用法】 上药分作二服。每服用酒400毫升，水200毫升，除水蛭、麝香另研如泥，煎余药至200毫升，去滓，上火令稍热，调二味，空腹时服之。

【功用】 活血逐瘀，祛风通络。

【主治】 脊骨跌伤，疼痛不能转侧。

【方义方解】 本证因外伤瘀血痹阻经络所致，用水蛭、当归、苏木破血逐瘀；麝香温通经络止痛；柴胡、连翘清解郁热；羌活、防风、桂枝祛风除痹。

【方论精粹】

《东医宝鉴》："破血散疼汤治堕落伤，跌其腰脊，恶血留于胁下，痛楚不能转侧。"

固真丸

【方源】 《兰室秘藏》："治白带久下不止，脐腹冷痛，阴中亦然，目中溜火，视物眊眊然无所见，齿皆恶热饮，痛须得黄连细末擦之乃止，性喜干食，大恶汤饮。"

【组成】 黄柏（酒洗）、白芍各 1.5 克，柴胡、白石脂（火烧赤，水飞，细研，晒干）各 3 克，龙骨（酒煮，晒干，水飞，为末）、当归（酒洗）各 6 克，干姜（炮）12 克。

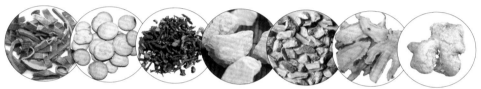

【用法】 上除龙骨、白石脂水飞研外，同为细末，水煮面糊为丸，如鸡头仁大，晒干。空心白沸汤送下。无令胃中停滞，待少时以早饭压之，不令热药犯胃也。

【功用】 温中散寒，收涩止带。

【主治】 白带久下不止。脐腹寒痛如冰，阴中亦然，目溜火，齿恶热。

【方义方解】 本证乃因寒湿内乘，阴火内郁，用干姜温中散寒；龙骨、白石脂收涩止带；当归活血；柴胡解郁；黄柏、白芍清热，作为反佐。

【方论精粹】

武之望《济阴纲目》："此病皆寒湿乘其胞内，故喜干而恶湿；肝经阴火上溢，走于标，故上壅而目中溜火；肾水侵肝而上溢，致目眊眊而无所见；齿恶热饮者，是少阳、阳明经中伏火也。当大泻寒湿，以凡药治之。故曰：寒在下焦，治主宜缓，大忌汤散。以酒制白石脂、白龙骨以枯其湿；炮干姜大热辛泻寒水；以黄柏之大寒为因用，又为向导，故云：古者虽有重罪，不绝人之后，又为之伏其所主，先其所因之意，又泻齿中恶热饮也；以柴胡为本经之使，以芍药半钱导之，恐辛热之药太甚，损其肝经，故微泻之；以当归身之辛温，大和其血脉，用药之法备矣。"

羌活苍术汤

【方源】 《兰室秘藏》卷中：“治脚膝无力沉重。”

【组成】 炙甘草、黄柏、草豆蔻、生甘草、葛根各 1.5 克，陈皮 1.8 克，柴胡 22.5 克，升麻、独活、砂仁、苍术各 3 克，防风 4.5 克，黄芪 6 克，知母 7.5 克，羌活 9 克。

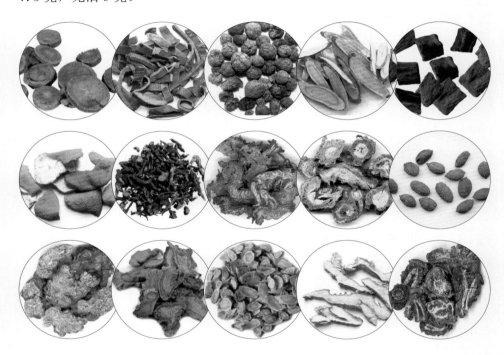

【用法】 分作 2 服，水 200 毫升，煎至 100 毫升，去滓，空腹服。

【功用】 祛风燥湿，益气清热。

【主治】 脚膝无力而沉重。

【方义方解】 本证因风湿热痹所致，用羌活、防风、独活、葛根、升麻、柴胡祛风解郁；砂仁、苍术、陈皮、草豆蔻温中燥湿；知母、黄柏、生甘草清热燥湿；黄芪、炙甘草补气和中。

延胡苦楝汤

【方源】 《兰室秘藏》卷中："治脐下冷，撮痛，阴冷大寒，白带下。"

【组成】 黄柏 0.3 克为引用，延胡索、苦楝子各 0.6 克，附子（炮）、肉桂各 0.9 克，炙甘草 1.5 克，熟地黄 3 克。

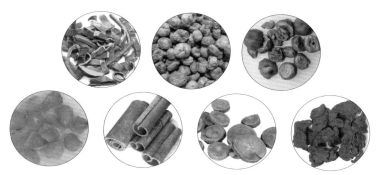

【用法】 水煎服。

【功用】 补肾温阳，行气止痛。

【主治】 脐下冷、撮痛，阴内冷如冰。

【方义方解】 本证因肾虚寒凝气滞所致，用熟地黄、附子、肉桂补肾中阴阳；延胡索、苦楝子行气止痛；黄柏清郁热；炙甘草和中。

熟地黄

药材档案

别名：山烟、酒壶花、山白菜、山烟根。

药材（饮片）特征：本品为不规则的块片、碎块，大小、厚薄不一。表面乌黑色，有光泽，黏性大。质柔软而带韧性，不易折断，断面乌黑色，有光泽。气微，味甜。

性味归经：甘，微温。归心、肝、肾经。

功效主治：滋阴补血，益精填髓；适用于肝肾阴虚，腰膝酸软，骨蒸潮热，盗汗遗精，内热消渴，血虚萎黄，心悸怔忡，月经不调，崩漏下血，眩晕，耳鸣，须发早白。

人参补气汤

【方源】 《兰室秘藏》卷中："治四肢懒倦，自汗无力。"

【组成】 丁香末 0.6 克，生甘草梢、炙甘草各 0.9 克，生地黄、白芍各 1.5 克，熟地黄 1.8 克，人参（去芦）、防风（去芦）、羌活、黄柏、知母、当归、升麻各 2.1 克，柴胡 3 克，黄芪 4.5 克，全蝎 1 个，五味子 20 个。

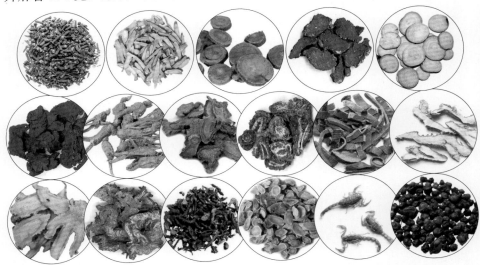

【用法】 上细切，作一服，水 400 毫升，煎至 200 毫升，空腹稍热服。

【功用】 益气升阳，养血滋阴。

【主治】 四肢困倦，自汗无力。

【方义方解】 本证因气血不足，中气下陷所致，用人参、黄芪、炙甘草益气健脾；羌活、防风、升麻、柴胡升阳散邪；当归、熟地黄、白芍养血滋阴；全蝎通络；丁香温中；五味子收涩敛阴；黄柏、知母滋阴降火；生地黄、生甘草养血滋阴；丁香末温肾助阳。

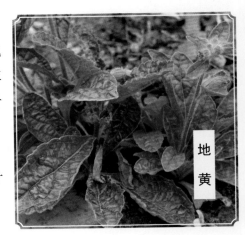

地黄

白术茯苓汤

【方源】 《兰室秘藏》卷中："治胃气弱身重，有痰，恶心欲吐，是风邪羁绊于脾胃之间，当先实其脾胃。"

【组成】 白术、白茯苓、半夏各30克，神曲（炒）6克，麦蘖面炒1.5克。

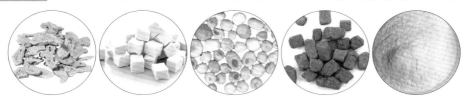

【用法】 每服15克，入生姜5片，水煎服。

【功用】 实脾胃。

【主治】 胃气弱，风邪羁绊于脾胃之间，身重有痰，恶心欲吐。

【方义方解】 本证因脾胃气虚，内生痰浊所致，用白术健脾；茯苓、半夏、生姜化痰降逆；神曲、麦蘖消食。

半 夏
药 材 档 案

别名：示姑、地茨菇、老鸹头、地珠半夏、羊眼半夏。

药材（饮片）特征：本品呈类球形，有的稍偏斜，直径1～1.5厘米。表面白色或浅黄色，顶端有凹陷的茎痕，周围密布麻点状根痕；下面钝圆，较光滑。质坚实，断面洁白，富粉性。气微，味辛辣、麻舌而刺喉。

性味归经：辛，温；有毒。归脾、胃、肺经。

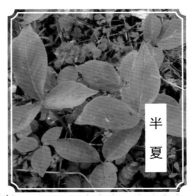

半 夏

功效主治：燥湿化痰，降逆止呕，消痞散结。适用于湿痰寒痰，咳喘痰多，痰饮眩悸，风痰眩晕，痰厥头痛，呕吐反胃，胸脘痞闷，梅核气；生用外治痈肿痰核。姜半夏多适用于降逆止呕。

龙胆泻肝汤

【方源】 《兰室秘藏》卷下："治阴部时复热痒及臊臭。"

【组成】 柴胡、泽泻各3克，车前子、木通各1.5克，生地黄、当归、龙胆草各9克。

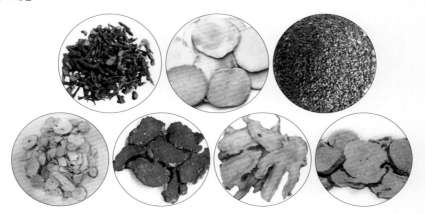

【用法】 上锉如麻豆大，都作一服，用水450毫升，煎至150毫升，去滓，空腹时稍热服，便以美膳压之。

【功用】 清利肝胆湿热。

【主治】 肝经实火上攻而成喉口热疮；肝经湿热下注所致小便涩痛，阴部热痒及臊臭。

【方义方解】 本证为肝经湿热下注所致，用柴胡疏肝解郁；泽泻、木通、车前子利湿清热；生地黄、当归滋阴养血；龙胆草清湿热。

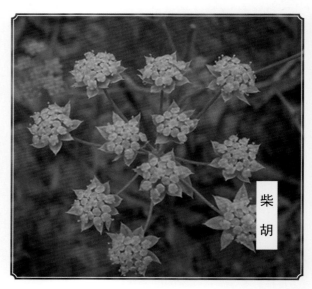

柴胡

槐花散

【方源】《兰室秘藏》卷下："治肠下血湿毒下血。"

【组成】川芎 1.2 克，槐花、青皮、荆芥穗、熟地黄、白术各 1.8 克，当归、升麻各 3 克。

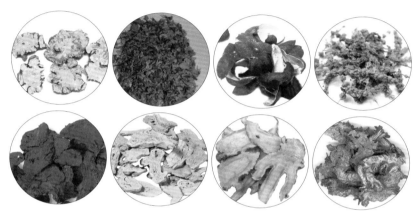

【用法】上为细末，每服 9 克，米汤调下，食前服用。忌酒湿面生冷硬物。

【功用】 祛风解毒，凉血止血。

【主治】 肠风下血。

【方义方解】 本证因风热湿毒，损伤血络所致，用当归、熟地黄、川芎养血活血；升麻、槐花、荆芥穗祛风解毒、凉血止血；青皮行气导滞；白术健脾。

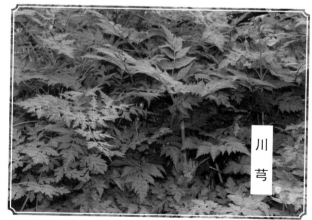

川芎

蔓荆子汤

【方源】 《兰室秘藏》："治劳役饮食不节，内障眼病，此方如神效。"

【组成】 蔓荆子7.5克，黄柏（酒拌抄四遍）、白芍各6克，黄芪、人参各30克，炙甘草2.4克。

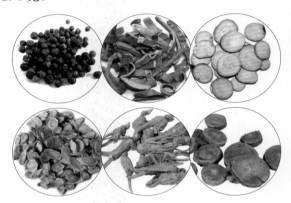

【用法】 上药㕮咀，每服9克或15克，水2盏，煎1盏，去渣，临卧温服。

【功用】 益气健脾，疏散风热。

【主治】 饮食不节，内障眼病。

【方义方解】 本方以健脾胃、疏风热、清眼障为主。方中人参、黄芪、炙甘草强脾胃；蔓荆子清阳而通九窍；白芍入厥阴而和荣血；黄柏除湿热而滋肾水。诸药合用，使精气足而清阳升，脏腑和而障翳退。

【方论精粹】

汪昂《医方集解》："此足太阴、阳明药也。参、芪、甘草大补中气以强脾胃，蔓荆升清阳而通九窍，白芍入厥阴而和荣血，黄柏除湿热而滋肾水。使精气足而清阳升，则脏腑和而障翳退矣。"